高职高专护理专业工学结合规划教材
国家高职高专示范专业建设成果

眼耳鼻咽喉护理

主　编　许建平
主　审　张龙禄

ZHEJIANG UNIVERSITY PRESS
浙江大学出版社

高职高专护理专业工学结合规划教材

编委会名单

本书编写人员名单

主　　编 许建平

主　　审 张龙禄

编　　者 （按姓氏笔画为序）

包英俊（金华眼科医院）

许建平（金华职业技术学院医学院）

许晨（金华职业技术学院医学院）

陈俊（金华职业技术学院医学院）

金胜筠（金华市人民医院）

章立新（衢州职业技术学院医学院）

舒苏凤（金华市中心医院）

INTRODUCTION

内容简介

本书分上、下两篇，上篇介绍眼科病人的护理，包含八个项目（眼睑与泪器疾病病人的护理，结膜疾病病人的护理，角膜炎病人的护理，内眼疾病[白内障、虹膜睫状体炎、青光眼]病人的护理，屈光不正病人与老视者的护理，斜视、弱视、低视力病人的护理，眼外伤病人的护理，眼部检查与常用护理技术操作）。下篇介绍耳鼻咽喉科病人的护理，包含五个项目（耳部疾病病人的护理，鼻部疾病病人的护理，咽部疾病病人的护理，喉部疾病病人的护理，耳鼻咽喉部检查与常用护理技术操作）。

本书适合用于高职高专护理专业（包括助产专业、涉外护理专业等）的学生，也可供临床护理工作者参考。

前　言

眼耳鼻咽喉护理是高等职业技术学院护理专业的必修课，目标是使学生会眼耳鼻咽喉的常用检查，具有对常见病、多发病的观察与护理能力。本课程以基础护理、医学专业基础、围手术期护理等课程的学习为基础，并为学生下临床实习做好准备。

《眼耳鼻咽喉护理》课程编写团队主要由金华职业技术学院医学院、金华市中心医院、金华市人民医院、金华眼科医院、衢州职业技术学院医学院等多名医学与教学专家组成。本书内容以"眼耳鼻咽喉护理专业工作任务与职业能力分析表"中的护理工作项目设置，是一门以理论为主，并与实际操作相结合，始终贯穿临床患者的临床专业护理课程。经过本课程的学习，学生毕业后能从事眼耳鼻咽喉患者的护理，并达到执业助理护士上岗证考核标准的基本要求。其总体设计思路是，打破以知识传授为主要特征的传统学科课程模式，转变为以工作任务(以医院实际患者可能出现的不同情况)为中心来组织课程内容(包括相关解剖与生理、疾病病因与发病机制、护理诊断、护理目标、临床表现等)，让学生在完成具体项目的过程中学会某一工作任务(某疾病的护理措施)，从而构建相关理论知识，发展职业能力。

在课程内容的选择上，突出对学生职业能力的训练，理论知识的选取与临床护理工作结合，并融合执业助理护士上岗证考核标准对知识、技能和态度的要求，同时结合高职学生的学习特点和接受能力，注重学生自主学习和实际动手能力的培养。在内容的编排和组织上，结合眼耳鼻咽喉护理专业临床工作的实际需要，较之前作了较大的调整，重点突出了眼耳鼻咽喉常见病、多发病的护理及护理技术操作。

本教材编写具有下列特点：① 基于临床护理工作的需要，选取临床眼耳鼻咽喉常见病、多发病，删除少见病；② 相关解剖知识分解到每一项目前；③ 在每一任务前先[病例引入]，让学生讨论后得出诊断，然后引出工作任务；④ 护理措施与临床实际工作相配，并用箭头示意各项护理程序；⑤ 每项目后附有相关练习题；⑥ 相关护理操作用护理流程表示，并伴有护理操作考核量化表，可供学生预习；⑦ 所有教学资源放入本课程的网站(http://220.191.230.243/jhc/yxx)上，可供学生预习与复习。

本教材适用对象是高职高专护理专业(包括助产专业、涉外护理专业等)的学生，也可供临床护理工作者参考。本课程总学时为32学时，其中眼科疾病病人护理18学时，耳鼻咽喉疾病病人护理14学时。在学习本课程时，可根据实际课时情况进行内容删选与安排，也可进入本课程的网站进行预复习。

本教材的编写得到金华职业技术学院副院长胡野教授、医学院各位领导及相关医院护理部的大力支持，在此表示最诚挚的感谢！由于我们是初次在高职高专护理专业进行的"工学结合"教学改革，经验还欠缺，有待进一步的实践与完善。希望使用者对本书中的不足之处提出建议与批评指正，使得我们在下一轮教材编写过程中进一步完善。

编者

2010年12月

目　　录

上篇　眼科病人的护理

下篇　耳鼻咽喉科病人的护理

上篇

眼科病人的护理

项目 1　眼睑及泪器疾病病人的护理

学习目标

知识目标

1. 熟悉睑腺炎的病因、临床表现、护理措施。
2. 了解睑内翻类型与原因。
3. 了解上睑下垂类型、临床特点、术前术后护理。
4. 陈述慢性泪囊炎的病因、危害、临床特点。

能力目标

1. 会切开排脓(睑腺炎)。
2. 会拔倒睫。
3. 会电解倒睫
4. 会泪道冲洗。

XIANG GUAN JIE POU YU SHENG LI

相关解剖与生理

一、眼睑(eye lids)

(一) 外观名称(见图 1-1)

(二) 组织结构

眼睑的组织结构由外至内分为五层(见图 1-2)。

1. 皮肤层。与其他处皮肤结构相同,但此处皮肤比较细嫩、薄,且富有弹性。

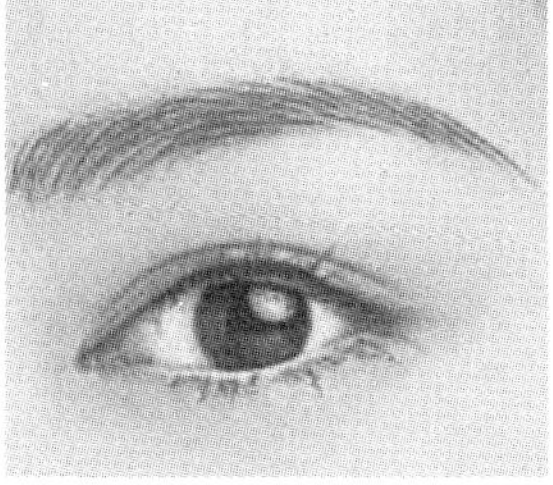

图 1-1　眼睑外观

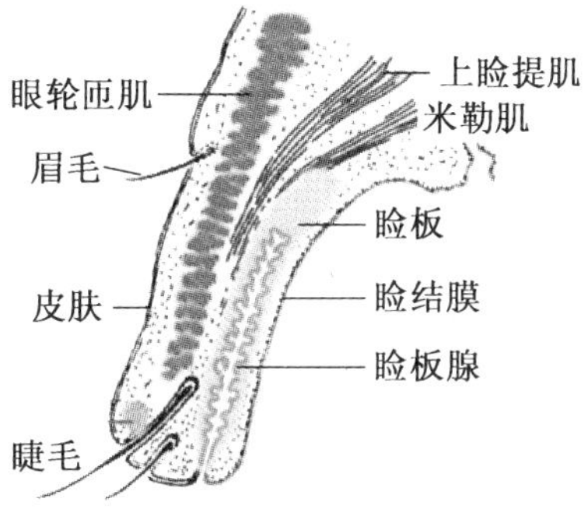

图 1-2　眼睑组织侧面观

2. 皮下组织层。较疏松，在患有肾病、局部炎症时此处易水肿；此层若含有较多脂肪组织时，显示眼睑又泡又肿，医学美容上将此种眼型称为“肉泡眼”，常见于单眼皮者，若行双眼皮手术，在手术中可去除部分脂肪组织，会收到较好的改观。

3. 肌层。

（1）眼轮匝肌。由面神经支配，起闭眼作用，当面神经麻痹时，眼睑会出现闭合不良。

（2）上睑提肌。由动眼神经支配，起开眼作用，当动眼神经麻痹时，眼睑会出现下垂。

（3）米勒肌（Müller）。由交感神经支配，起再开眼作用，当交感神经麻痹时，眼睑会出现轻度的下垂。

4. 睑板层。由致密的结缔组织、丰富的弹力纤维和大量的睑板腺组成。睑板腺腺管垂直并行排列，开口于睑缘，若睑板腺腺管或开口处阻塞，会发生睑板腺囊肿。

5. 睑结膜层。该层为眼睑的内表面（详见项目 2 结膜解剖生理）。

二、泪器（lacrimal apparatus）

（一）泪腺

泪腺位于眼眶外上方的泪腺窝内。泪腺分泌浆液性泪液，为弱碱性透明液体，约 98.2% 为水、少量无机盐、蛋白、溶菌酶、免疫球蛋白 A、补体系统、B 溶素、乳铁蛋白等，故泪液具有润滑与冲洗结膜和角膜、杀菌、预防感染等作用。

（二）泪道

由泪点、泪小管、泪囊、鼻泪管组成，开口于下鼻道前端（见图 1-3）。

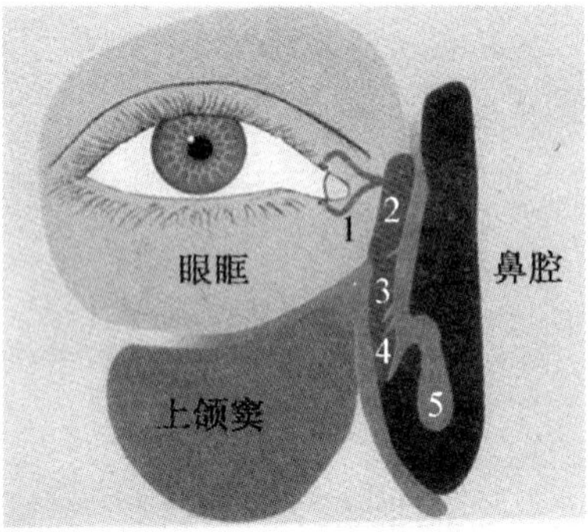

图 1-3 泪道示意图

1. 泪点。位于上、下睑缘内侧，直径约 0.2～0.3mm，贴附于眼球表面。

2. 泪小管。为连接泪点与泪囊间的小管，直径约 0.5mm 先垂直于睑缘 1～2mm，然后呈水平位转向泪囊，长约 8mm，达到泪囊前上、下泪小管，多先汇合成泪总管之后进入泪囊。

3. 泪囊。位于泪骨的泪囊窝内，其前有内眦韧带，泪囊上方为盲端，下方与鼻泪管相连接，长 12mm，前后宽约 4～7mm，左右宽约 2～3mm。

4. 鼻泪管。位于骨性鼻泪管的管道内，上接泪囊，向下开口于下鼻道前端，全长约 18mm。鼻泪管下端有一胚胎期的残膜（Hasner 瓣），若出生后仍未开放可发生新生儿泪囊炎。

任务 1 睑腺炎（麦粒肿）病人的护理

病例导入

患者，男性，15 岁。主诉：右眼上眼皮红肿两天。否认发病前眼部有外伤、擦药、虫咬史。检查：右眼上睑中部近睫毛处皮肤红肿、触痛明显、无脓头(见图1－4)；体温36.5℃。初步诊断：右眼上睑腺炎(早期)。诊断依据：

1. 患者为男性，15岁；

2. 右眼上眼皮红肿两天，否认发病前眼部有外伤、擦药、虫咬史；

3. 右眼上睑皮肤红肿、触痛，无脓头。

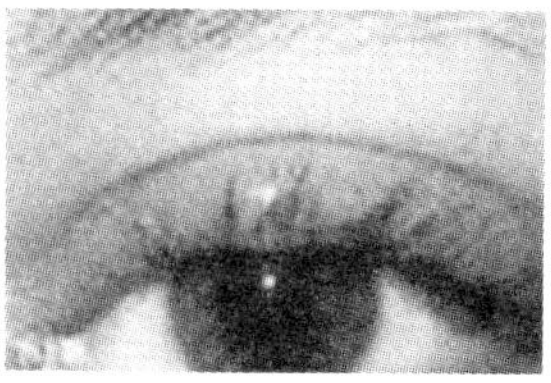
图1－4　睑腺炎早期

工作过程

一、护理诊断

1. 疼痛。与局部炎症有关。

2. 潜在并发症。全身化脓性感染、毒血症、败血症、脓毒血症等，与患者本身医学常识、局部处理方法、抗生素应用及机体抵抗力等因素有关。

3. 体温过高。与全身中毒症状有关。

二、护理目标

1. 疼痛缓解至消失。
2. 无并发症发生。
3. 体温恢复正常。

三、护理措施

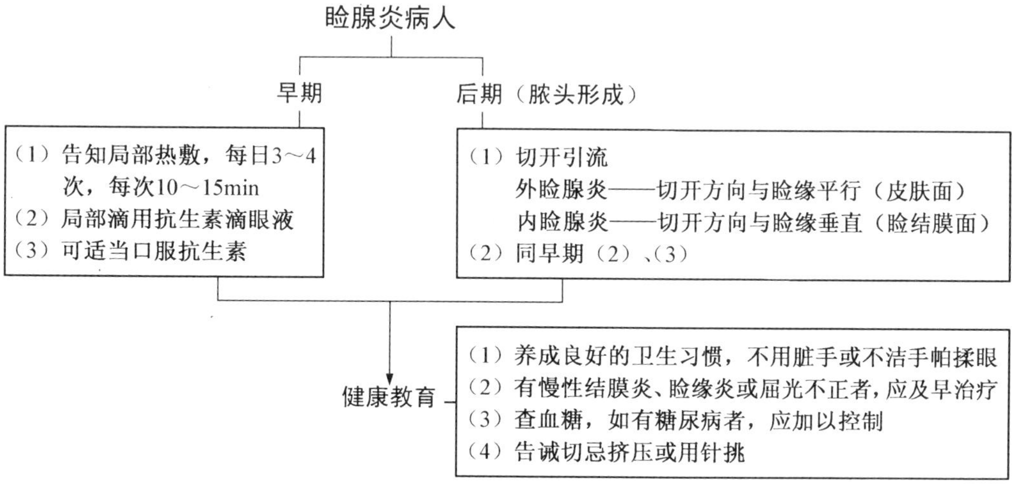

BEI JING ZHI SHI

背景知识

睑腺炎（hordeolum），又称麦粒肿，是睑皮脂腺、睫毛毛囊或睑板腺的急性化脓性炎症。前者（睑皮脂腺、睫毛毛囊感染）为外睑腺炎，后者（睑板腺感染）为内睑腺炎。

一、病因与发病机制

本病大多为葡萄球菌，特别是金黄色葡萄球菌侵入眼睑腺体感染所致。儿童、年轻人及有屈光不正、慢性结膜炎、睑缘炎及糖尿病者易患此病。

二、临床表现

1. 早期（1～2 天）。局部皮肤有红、肿、热、痛、功能障碍的一般急性炎症表现。外睑腺炎红肿范围较弥散，也较明显，内睑腺炎的肿胀较局限，但疼痛和压痛较明显，可有同侧耳前淋巴结肿大；若演变为眼睑蜂窝组织炎或败血症等，可伴有发热、寒战、头痛等全身中毒症状。

2. 后期（3～5 天后）。红肿局限，脓点形成，并可溃破。外睑腺炎从皮肤面溃破，内睑腺炎从睑结膜面溃破。

三、治疗原则

1. 早期。局部与全身抗炎治疗。
2. 后期（脓头形成）。切开排脓。
3. 发病与治疗过程中切勿挤压局部。

任务 2　睑板腺囊肿（霰粒肿）病人的护理

病例导入

患者，男性，32 岁。主诉：发现左眼上眼皮无痛性小肿块两个月。否认发病前眼部有红痛病史，发病过程中肿块无增大，眼部也无红痛、偶有异物感、摩擦感，睁眼时略有沉重感。检查：左眼上睑外侧皮下圆形的肿块，边界清，大小直径约 4mm，触之不痛（见图 1-5），睑结膜面相对应处可见局限性紫红色充血（见图 1-6）。初步诊断：左眼上睑板腺囊肿。诊断依据：

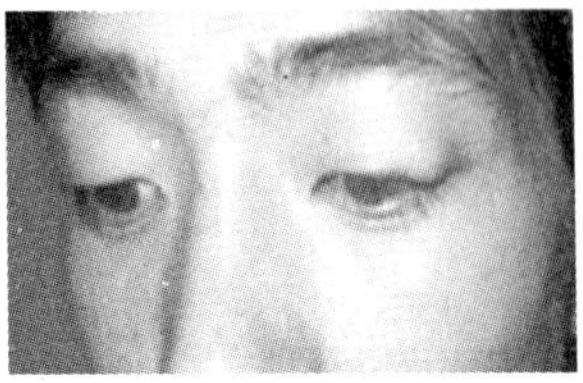

图 1-5　睑板腺囊肿（皮肤面）

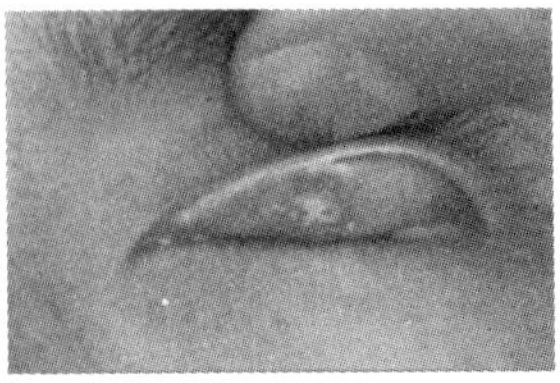

图 1-6　睑板腺囊肿（睑结膜面）

1. 患者为男性，32 岁；

2. 左眼上眼皮无痛性小肿块两个月、肿块无增大；

3. 左眼上睑外侧皮下圆形肿块，边界清，大小直径约 4mm，触之不痛，睑结膜面相对应处可见局限性紫红色充血。

工作过程

一、护理诊断

1. 潜在并发症。有继发感染的可能。

2. 恐惧。与害怕手术有关。

二、护理目标

1. 无继发感染的发生。

2. 解释手术过程，消除恐惧心理。

三、护理措施

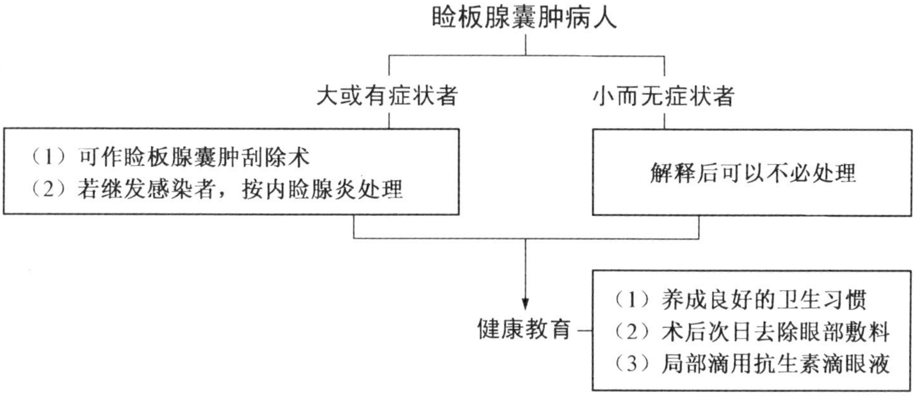

BEI JING ZHI SHI

背景知识

睑板腺囊肿(chalazion)是睑板腺特发性无菌性慢性肉芽肿性炎症，以往称为霰粒肿。

一、病因与发病机制

由于睑板腺出口阻塞，腺体的分泌物潴留在睑板腺体内，尤其是其中的脂肪成分，对周围组织产生慢性刺激而引起的一种炎性肉芽肿。睑板腺囊肿有纤维结缔组织包囊，囊内有睑板腺分泌物及包括巨细胞在内的慢性炎症细胞的浸润。青少年或中年阶段，睑板腺分泌功能旺盛，易患此病；睑缘炎、腺管狭窄或阻塞易患此病。

二、临床表现

1. 多无自觉症状或有沉重感、异物感、摩擦感。

2. 眼睑皮下可触及圆形的肿块，大小不一，较大的睑板腺囊肿可使局部皮肤隆起，触之不痛，与皮肤不粘连，睑结膜面上可见到略呈紫红色的局限性病灶，微隆起。

3. 若囊肿自行溃破，排出脂肪样物质，可在结膜面形成肉芽肿。

4. 若继发感染时，临床表现与内睑腺炎完全一样，但症状较轻，切开后有脓液流出。

三、治疗原则

1. 小而无症状者无需处理。

2. 大或有症状者可作睑板腺囊肿刮除术（见图1－7）。

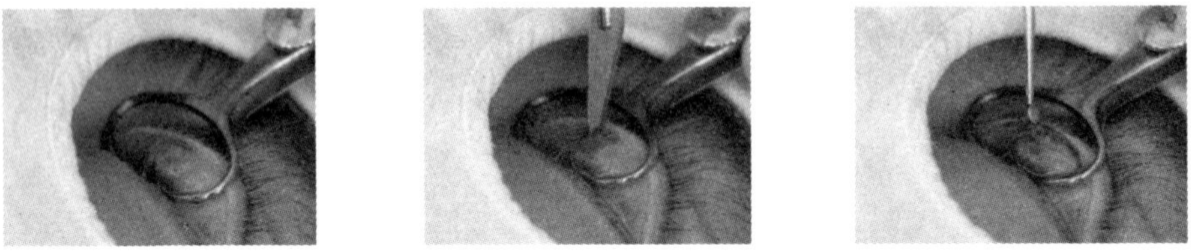

图1－7　睑板腺囊肿刮除术

任务3　睑内翻与倒睫病人的护理

病例导入

患者，女性，58岁。主诉：双眼异物感、刺痛三年。从小患有"沙眼"，否认眼部有外伤史。检查：双眼视力正常，双上睑缘向内翻卷，睫毛倒向眼球，并触及结膜与角膜，睑结膜有灰白色瘢痕组织，睑结膜、角膜表面未见异物。初步诊断：双眼上睑瘢痕性睑内翻。诊断依据：

1. 患者为女性，58岁；

2. 双眼异物感、刺痛3年，从小患有"沙眼"；

3. 检查：双上睑缘向内翻卷，睫毛倒向眼球，并触及结膜与角膜，睑结膜有灰白色瘢痕组织。

工作过程

一、护理诊断

1. 疼痛。与睑缘内卷、睫毛触及角膜及角膜炎症有关。

2. 潜在并发症。角膜炎症及瘢痕，与睑缘内卷、睫毛触及角膜有关。

二、护理目标

1. 疼痛及异物感减轻至消失。
2. 无角膜炎及瘢痕发生。

三、护理措施

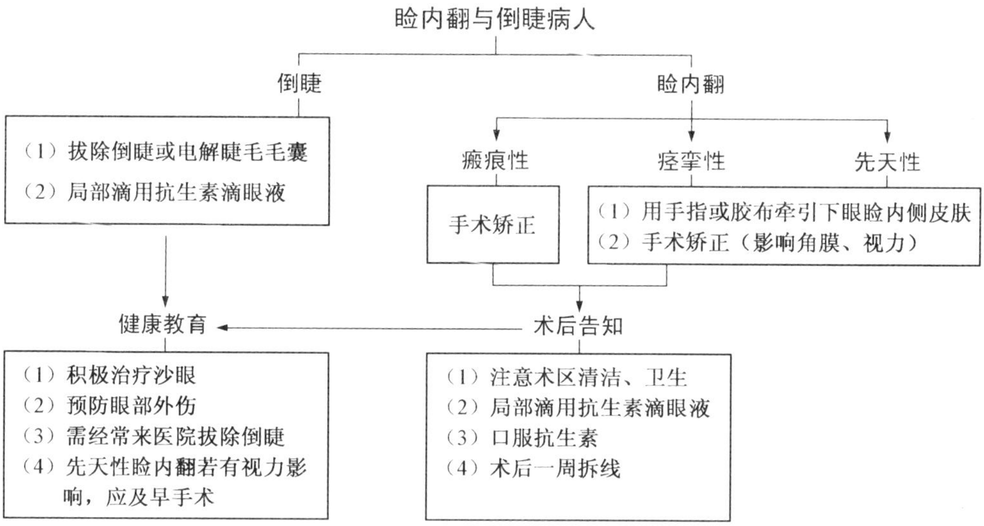

BEI JING ZHI SHI

背景知识

睑内翻(entropion)是指睑缘向眼球方向卷曲的位置异常。当睑内翻达到一定程度时，睫毛也倒向眼球。倒睫(trichiasis)是指睑缘位置正常，而睫毛倒向眼球，触及角膜和球结膜。睑内翻患者通常并存倒睫，而倒睫患者不一定有睑内翻(见图 1－8)。

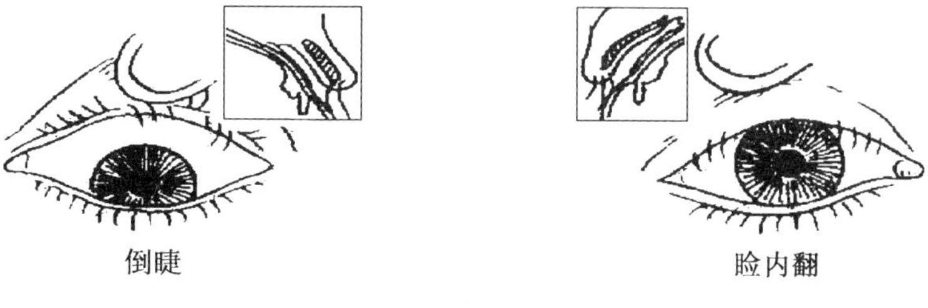

图 1－8

一、病因与发病机制

1. 瘢痕性睑内翻。由于沙眼、结膜烧伤等原因致睑结膜与睑板瘢痕性收缩所致。

2. 痉挛性睑内翻。由于老年性眼组织退行性变所致，特别是眼睑皮肤和皮下组织萎缩变薄，失去牵制眼轮匝肌的收缩作用，而近睑缘轮匝肌痉挛压迫睑板上缘，以致下睑上部向内翻卷，又称老年性睑内翻；多发于老年人下睑，双侧性多。

3. 先天性睑内翻。多见于幼儿，由于内眦赘皮牵拉、眼轮匝肌过度发育及睑板发育不良所致，常发生在下睑近内眦部，常合并内眦赘皮和下睑赘皮。

4. 倒睫。由于睫毛毛囊周围组织瘢痕收缩或眼睑赘皮牵拉而改变睫毛生长方向，形成倒睫。

二、临床表现

1. 眼部刺激症状。畏光、疼痛、流泪、眼睑痉挛等。

2. 睑缘向眼球方向内卷，睫毛向内倒向眼球，并触及结膜、角膜（见图 1－9）。

3. 可有结膜充血、角膜上皮脱落、角膜溃疡、角膜新生血管形成及角膜瘢痕，并导致不同程度的视力障碍。

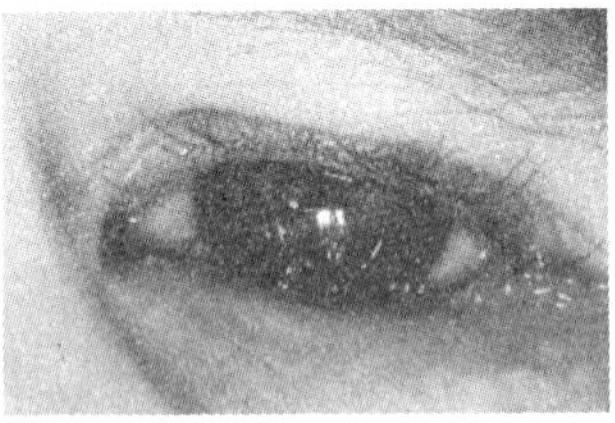

图 1－9　下睑内翻

三、治疗原则

1. 拔除倒睫或手术矫正内翻。

2. 防治感染。

任务 4　上睑下垂病人的护理

病例导入

患者，男性，8 岁。主诉（父母）：自幼左上眼皮下挂、二眼一大一小影响美观。否认眼部有外伤史，否认家族有类似病史。患儿足月，顺产，营养发育状况良好。检查：视力右眼 5.0、左眼 4.5（不能矫正），近视力右眼 5.0/30cm、左眼 4.5/30cm，眼球各方向运动无障碍，二眼睑裂右大左小，左上眼皮下垂，上睑缘遮盖瞳孔上 1/2，提上睑肌肌力右眼 14mm、左眼 6mm，角膜透明，瞳孔双侧等大，直径约 3mm，晶体透明，其余无殊（见图 1－10）。初步诊断：左眼上睑下垂（先天性）、弱视。诊断依据：

1. 患者为男性，8 岁；
2. 自幼左上眼皮下挂，否认眼部有外伤史；
3. 左眼视力 4.5（不能矫正），近视力 4.5／30cm；
4. 二眼睑裂右大左小，左上眼皮下垂，上睑缘遮盖瞳孔上 1/2，提上睑肌肌力 6mm。

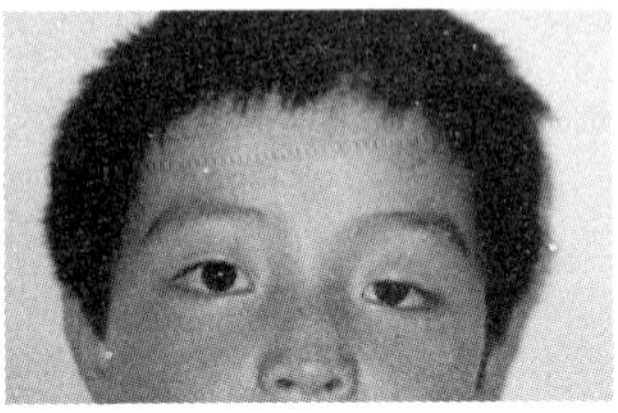

图 1－10　左眼上睑下垂

该病人在医生的建议下住入眼科病房，准备择日在局麻下行“左眼提上睑肌缩短术”。

工作过程

一、护理诊断

1. 长期自我贬低、自我形象紊乱。与面容受损有关。

2. 社交障碍、社交孤立及有孤独的危险。与面容受损而影响情绪有关。

3. 功能障碍性悲哀。与提上睑肌功能障碍致心理紊乱有关。

二、护理目标

1. 正确对待疾病。
2. 改善或恢复面容。
3. 恢复正常社交。
4. 消除自卑心理。

三、护理措施

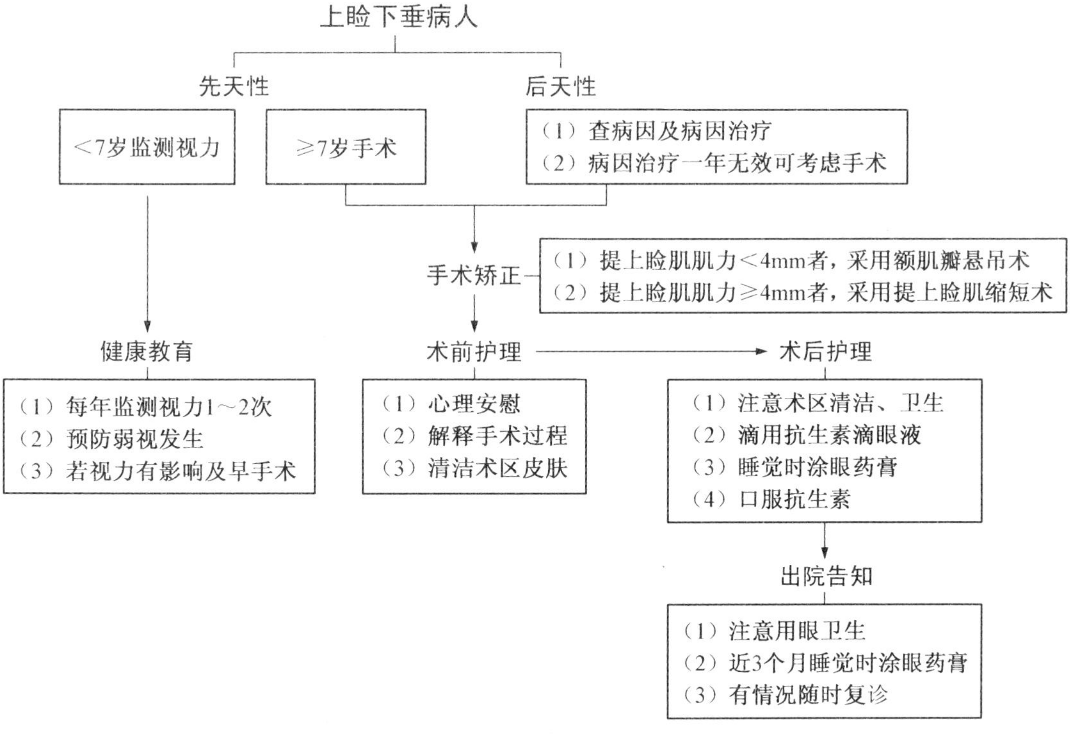

BEI JING ZHI SHI

背景知识

上睑下垂（ptosis）是指上睑部分或全部不能提起所造成的下垂状态。正常眼向正前方注视时，上睑缘约位于上方角膜缘与瞳孔缘之间。上睑下垂眼向正前方注视时，上睑缘的位置明显降低。轻者不遮盖瞳孔，但影响外观，重者部分或全部遮盖瞳孔，不仅影响外观，而且影响视功能。

一、病因与发病机制

1. 先天性上睑下垂。 这是一种常染色体显性或隐性遗传病，是由于提上睑肌本身或支配提上睑肌和上直肌的动眼神经上支发育不良所致。

2. 后天性上睑下垂。 可能动眼神经（或提上睑肌）、交感神经外伤、炎症、肿瘤压迫等所致上睑下垂，另有重症肌无力及机械性开睑运动障碍所致的上睑下垂，如上睑炎症肿胀或肿瘤等。

二、临床表现

1. 先天性上睑下垂者，可伴有内眦赘皮、内眦间距过宽、睑裂狭小、鼻梁低平及眼球震颤等眼部发育异常；后天性上睑下垂者，可伴有神经系统或其他系统疾病的相应临床表现，如动眼神经损伤常伴有瞳孔散、眼球运动受限、复视、眼球突出、调节麻痹等；交感神经损伤常伴有瞳孔缩小、眼球内陷、患眼侧面部无汗、皮肤潮红、温度升高——Horner综合征；重症肌无力的上睑下垂随疲劳而加重、休息后好转，连续瞬目即加重，新斯的明注射后15～30分钟症状缓解或消失。

2. 单眼患者表现二眼一大一小，患眼上眼皮遮盖部分或全部瞳孔，患眼可造成弱视；双眼患者因上睑缘遮盖瞳孔而影响视物，故常有皱额、耸眉、仰头视物的特殊面容，检查发现双上眼皮遮盖部分瞳孔。

三、治疗原则

1. 先天性尽早手术（一般在7岁左右，如有视力影响则应提前手术）。

2. 后天性病因治疗一年无效可考虑手术。

任务5　慢性泪囊炎病人的护理

病例导入

患者，女性，58岁，农民。主诉：左眼流泪3年。无眼痛、眼红、视力下降情况，否认眼部有异物进入史，患有“沙眼”多年、无鼻塞、流脓史。检查：视力右眼5.0，左眼4.9，双眼睑缘位置正常、无倒睫，上睑结膜见瘢痕组织，角膜透明，泪道冲洗右侧通畅、左侧阻塞，并有脓液从下泪小点返回。初步诊断：左眼慢性泪囊炎。诊断依据：

1. 患者为女性，58岁，农民；

2. 左眼流泪3年，患有“沙眼”多年；

3. 左眼泪道冲洗有脓液从下泪小点返回。

该病人在医生的建议下住入眼科病房，准备择日在局麻下行“左眼泪囊鼻腔吻合术”。

工作过程

一、护理诊断

1. 泪溢。与鼻泪管狭窄或阻塞有关。
2. 恐惧。与害怕手术及术后鼻腔引流管渗血有关。
3. 有感染的危险。当角膜上皮受损、内眼手术时，有发生角膜溃疡或眼内感染的可能。
4. 知识缺乏。缺乏慢性泪囊炎防治知识。

二、护理目标

1. 恢复泪道再通。
2. 消除恐惧心理。
3. 无角膜感染发生。
4. 病人/家属能说出慢性泪囊炎的防治知识。

三、护理措施

慢性泪囊炎（泪囊鼻腔吻合术）病人
↓
术前护理与准备 → 术后护理

- 术前护理与准备
  - （1）眼部滴用抗生素滴眼液
  - （2）泪道冲洗
  - （3）1%麻黄素液滴鼻
  - （4）剪鼻毛
  - （5）消除患者恐惧、惊慌及紧张心理状态
- 术后护理
  - （1）术后半坐卧位
  - （2）眼部滴用抗生素滴眼液
  - （3）1%麻黄素液滴鼻
  - （4）勿牵拉鼻腔填塞物及用力擤鼻
  - （5）术后第3天开始泪道冲洗

↓
- 健康教育与出院告知
  - （1）及时治疗沙眼与鼻腔疾病
  - （2）眼部继续滴用抗生素滴眼液
  - （3）一周后复诊作泪道冲洗
  - （4）有情况随时复诊

BEI JING ZHI SHI

背景知识

泪囊炎(dacryocystitis)是泪囊黏膜的卡他性或化脓性炎症。临床上以慢性泪囊炎

(chronic dacryocystitis)较常见，急性泪囊炎(acute dacryocystitis)大多在慢性泪囊炎的基础上发生。本病多为单侧发病，常见于农村中老年女性。

一、病因与发病机制

由于鼻泪管狭窄或阻塞，导致泪液滞留于泪囊之内，细菌大量繁殖并刺激泪囊内壁黏膜，引起炎症，大多为肺炎球菌、链球菌和葡萄球菌所致。新生儿泪囊炎是由于鼻泪管下端的胚胎性残膜没有退化，阻塞鼻泪管下端所致。

二、临床表现

1. 泪溢、流脓。

2. 用手指压迫泪囊区或泪道冲洗，有大量粘液脓性分泌物自泪点返流到结膜囊内，分泌物可查到化脓性细菌。不间断地向结膜囊排泄含有病菌的分泌物，造成慢性结膜炎，若角膜轻度损伤，可造成角膜溃疡，若行内眼(如白内障)手术，可造成内眼炎。

3. 急性泪囊炎时，泪囊区皮肤红肿、触之坚实，压痛剧烈，炎症可扩展到眼睑、鼻根及面颊部。

三、治疗原则

1. 泪道冲洗(见图 1－11、1－12)。

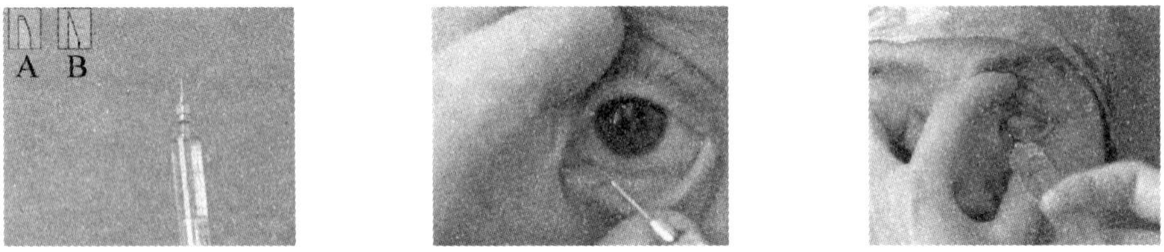

图 1－11　泪道冲洗

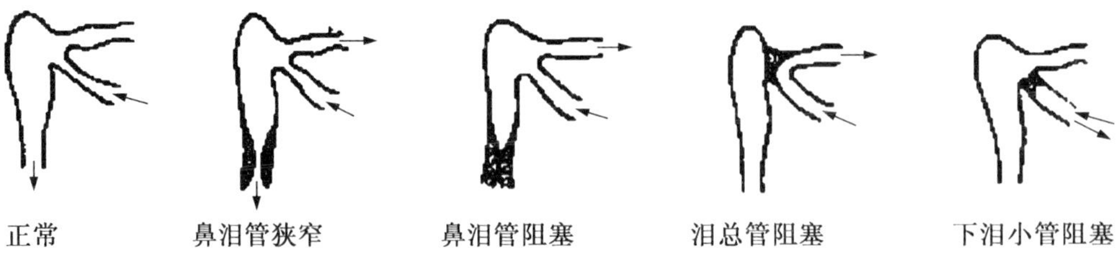

图 1－12　泪道冲洗结果判断

2. 防治感染。

3. 选择合适的手术方法(如泪道探通、泪道挂线、泪道插管、泪道激光、泪囊鼻腔吻合术等)恢复泪道再通。

能力训练

一、单项选择题

1. 除哪项外，泪道由下列组织组成　(　　)
   A. 泪点　B. 泪小管　C. 泪囊　D. 泪腺
2. 治疗慢性泪囊炎下列哪项不是首选方法　(　　)
   A. 泪道探通　B. 泪道挂线　C. 泪道激光　D. 泪囊摘除术
3. 幼儿睑内翻的常见类型是　(　　)
   A. 瘢痕性睑内翻　B. 痉挛性睑内翻
   C. 先天性睑内翻　D. 上述类型均可
4. 泪道冲洗时，发现是下冲上出、上冲下出，说明是　(　　)
   A. 泪小管阻塞　B. 鼻泪管阻塞
   C. 泪总管阻塞　D. 鼻泪管狭窄
5. 麦粒肿(睑腺炎)切开面与方向　(　　)
   A. 在皮肤面与睑缘垂直　B. 在皮肤面与睑缘平行
   C. 在睑结膜面与睑缘垂直　D. 在睑结膜面与睑缘平行
6. 有关睑板腺囊肿，下列哪项说法是错的　(　　)
   A. 又称霰粒肿　B. 好发青少年　C. 多见于下睑　D. 由细菌所致
7. 瘢痕性睑内翻的主要原因是　(　　)
   A. 沙眼　B. 结膜烧伤　C. 眼轮匝肌痉挛　D. 过度肥胖
8. 慢性泪囊炎的主要临床特点是　(　　)
   A. 泪溢　B. 流泪　C. 视力下降　D. 眼红
9. 下列何种上睑下垂注射新斯的明后其症状会减轻或消除　(　　)
   A. 动眼神经损伤性　B. 先天性
   C. 交感神经损伤性　D. 重症肌无力性
10. 流泪症一般不是下列哪种眼病的特点　(　　)
    A. 角膜异物　B. 白内障　C. 虹膜睫状体炎　D. 内翻倒睫
11. 慢性泪囊炎在护理诊断上一般不包括下列　(　　)
    A. 泪溢　B. 恐惧　C. 有感染的危险　D. 能障碍性悲哀
12. 眼睑组织结构中不含有下列肌肉　(　　)
    A. 眼轮匝肌　B. 上睑提肌　C. 米勒肌(Müller)　D. 睫状肌
13. 对麦粒肿(睑腺炎)病人的健康教育不包括下列哪项　(　　)
    A. 养成良好的卫生习惯，不用脏手或不洁手帕揉眼
    B. 有慢性结膜炎、睑缘炎或屈光不正者，应医治
    C. 若视力有影响及早手术
    D. 告诫切忌挤压或用针挑

14. 睑腺炎由下列哪种病菌引起　(　　)
A. 莫-阿氏双杆菌　B. 金黄色葡萄球菌
C. 绿脓杆菌　D. 真菌

15. 米勒肌受下列何种神经支配　(　　)
A. 动眼神经　B. 外展神经　C. 滑车神经　D. 交感神经

二、填充题

1. 泪道由________、________、________、________组成;开口于________。
2. 睑板腺囊肿需与________________、________________鉴别。
3. 睑内翻的常见类型是____________、____________、__________。
4. 睑板腺囊肿病人护理诊断是________________、________________________。
5. 上睑下垂病人护理目标是________、________、________、________。

三、简答题

1. 简述慢性泪囊炎的危害性。
2. 简述单眼上睑下垂的临床特点。
3. 简述睑内翻的并发症。

四、病例讨论:

患者,女性,46岁,农民。主诉:双眼泪溢两年,有“沙眼”史多年。
1. 需进一步检查什么?
2. 初步诊断结论是什么?
3. 可采取哪些治疗方案?

(许建平)

项目 2　结膜疾病病人的护理

学习目标

知识目标

1. 了解细菌性结膜炎的临床特点与护理措施。
2. 熟悉沙眼的病因、并发症、后遗症。
3. 了解翼状胬肉外观形态。
4. 了解干眼症的诊断要点。

能力目标

1. 会滴眼药水。
2. 会涂眼药膏。
3. 会洗眼(结膜囊冲洗)。
4. 会泪液分泌试验检查。

XIANG GUAN JIE POU YU SHENG LI

相关解剖与生理

结膜(conjunctiva)是一层菲薄的黏膜组织,光滑、质地透明,覆盖于眼睑内面与眼球前部的巩膜表面,与角膜一起在眼球前面形成一个以睑裂为开口的囊状间隙称结膜囊(conjunctival sac)(见图 2－1)。按其解剖部位分为睑结膜、球结膜、穹隆结膜。

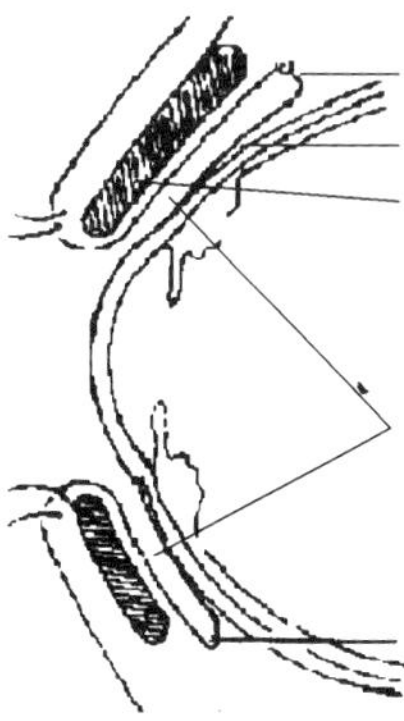

图 2－1　结膜囊侧面观

1. 睑结膜。其覆盖于眼睑内面,与睑板紧密粘连不能被推动,上睑结膜距睑缘 2mm 处有一浅沟与睑缘平行称睑板下沟,临床上睑结膜异物常存留此处。另外,在上睑瘢痕性睑内翻病人手术时也常沿此沟切开睑板组织。

2. 球结膜。其覆盖于眼球前部的巩膜表面,止于角巩膜缘。球结膜与巩膜之间有眼球筋膜将两者疏松相连,故球结膜可被推动。近穹隆部的球结膜下是临床上常用于注射药物的部位。

3. 穹隆结膜。其为睑、球结膜之间的部分,此处结膜组织疏松、多皱褶,便于眼球活动。

结膜分泌腺有：① 杯状细胞：分泌粘液，以湿润眼球表面。② 副泪腺：分泌泪液。

任务1　结膜炎病人的护理

病例导入

患者，男性，15岁。主诉：双眼发红、流泪、分泌物多2天。否认发病前有感冒史，班里同学也有类似疾病。检查：视力右眼4.6，左眼4.5，近视力右眼5.0/25cm，左眼5.0/25cm；双眼睑正常、结膜充血明显、有粘脓性分泌物、角膜透明；耳前淋巴结无肿大；体温36.5℃。初步诊断：双眼急性细菌性结膜炎、近视眼。诊断依据：

1. 患者为男性，15岁，学生；
2. 双眼发红、流泪、分泌物多2天；
3. 班里同学也有类似“红眼”疾病；
4. 检查：视力右眼4.6，左眼4.5，近视力右眼5.0/25cm，左眼5.0/25cm；双眼结膜充血明显、有粘脓性分泌物。

工作过程

一、护理诊断

1. 疼痛。与炎症累及角膜有关。
2. 知识缺乏。传染期间有用手拭眼、遮盖患眼，与缺乏防治细菌性结膜炎的知识有关。
3. 潜在并发症。角膜炎症、溃疡和穿孔，与淋球菌感染有关。

二、护理目标

1. 疼痛、异物感、灼热感、发痒及流泪症状减轻至消失。
2. 病人/家属能说出结膜炎的防治知识。
3. 无角膜炎症发生。

三、护理措施

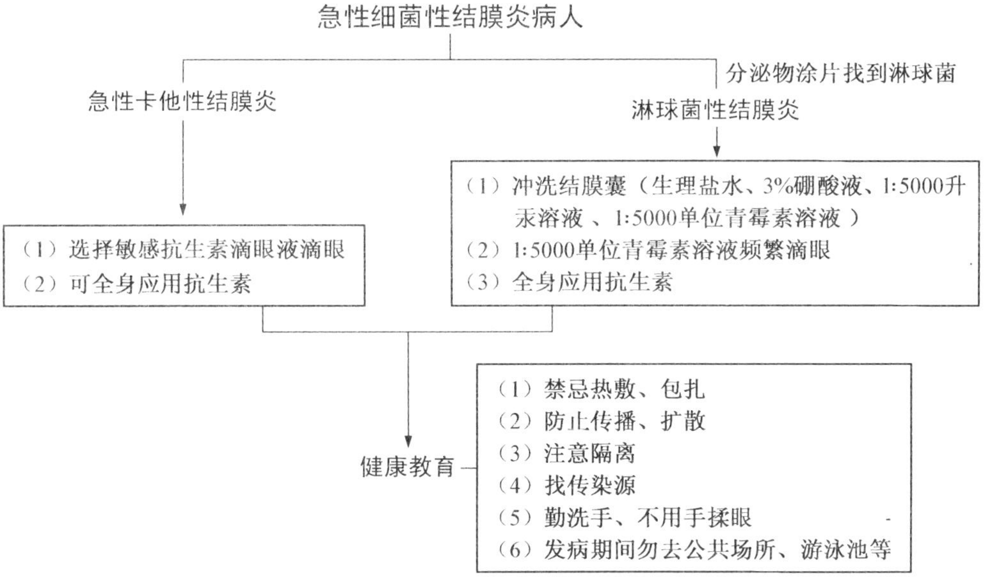

BEI JING ZHI SHI

背景知识

急性细菌性结膜炎

急性细菌性结膜炎（acute bacterial conjunctivitis）是由细菌所致急性结膜炎症的总称。

一、病因与发病机制

1. 急性卡他性结膜炎。其俗称“红眼病”，主要的致病菌是肺炎双球菌，少部分病例由葡萄球菌或其他链球菌引起。流感嗜血杆菌Ⅲ型是儿童急性细菌性结膜炎的最常见病原菌。本病传染性强，多发于春秋季节，可散发感染，也可流行于幼儿园、学校、工厂等集体生活场所。一般不引起角膜并发症，预后良好。

2. 淋球菌性结膜炎。为淋病双球菌感染所致，是一种传染性极强、破坏性很大的超急性化脓性结膜炎。在成人主要为淋菌性尿道炎的自身感染（生殖器—手—眼传播），新生儿则胎儿通过患有淋菌性阴道炎的母体产道时所感染（生殖器—眼传播）。

二、临床表现

1. 常见的症状有异物感、灼热感、发痒及流泪。除非侵及角膜，一般不发生剧烈的疼痛，对视力也无影响。

2. 急性细菌性结膜炎的重要体征是显著的结膜充血，眼部粘液性或粘脓性分泌物，渗出物可在结膜表面凝结成假膜；淋球菌性结膜炎病人结膜囊内充满大量脓液，故又称脓漏眼（见图 2－2）。

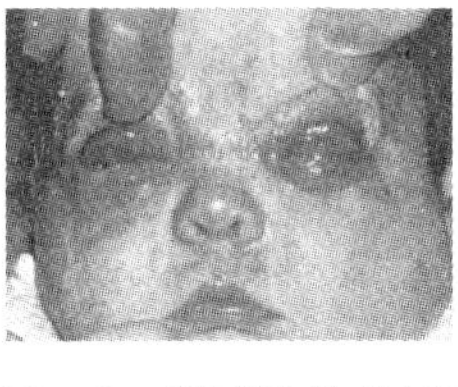

图 2－2　淋球菌性结膜炎

3. 结膜分泌物涂片及结膜刮片中有较多多型核白细胞及细菌，提示细菌性感染，必要时还可作细菌培养及药物敏感试验。革兰氏染色，显微镜下可见上皮细胞和嗜中性粒细胞内或外的革兰氏阴性双球菌，提示淋球菌性结膜炎。

三、治疗原则

1. 选择敏感抗生素滴眼液滴眼。
2. 全身可应用抗生素。
3. 防止传播、扩散。
4. 淋球菌性结膜炎找传染源，并给予治疗。

病毒性角结膜炎

病毒性角结膜炎(viral keratoconjunctivitis)是一种强传染性的接触性传染病，主要表现为急性滤泡性结膜炎，常合并有角膜病变，起病急、症状重、双眼发病。

一、病因与发病机制

1. 流行性角结膜炎。由腺病毒 8、19、29 和 37 型(人腺病毒 D 亚组)引起，好发年龄为 20～40 岁成年人及儿童，潜伏期为 5～7 天。

2. 流行性出血性结膜炎。其又称“阿波罗 11 号结膜炎”，由肠道病毒 70 型引起。潜伏期短，约在 24 小时内发病。本病传染性极强，1971 年曾在我国大范围流行。

二、临床表现

1. 流行性角结膜炎。主要症状有异物感、畏光、眼红、流泪、伴有水样分泌物。儿童可有全身症状，如发热、咽痛、中耳炎、腹泻等。主要体征有眼睑水肿，结膜充血水肿，48 小时内出现滤泡和结膜下出血。发病数天后，角膜可出现弥散的斑点状上皮损害，并于发病 7～10 天后融合成较大的、粗糙的上皮浸润。两周后发展为局部的上皮下浸润，主要散布于中央角膜，角膜敏感性正常。发病 3～4 周后，上皮下浸润加剧，形态大小基本一致，数个至数十个不等。原发症状消退后，角膜混浊数月后可消失。急性期常有耳前淋巴结肿大和压痛。分泌物涂片镜检见单核细胞增多。

2. 流行性出血性结膜炎。主要症状有畏光、流泪、眼红、异物感、剧烈眼痛，主要体征有眼睑结膜充血、水肿，睑结膜滤泡增生，球结膜点状或片状出血，角膜点状混浊，耳前淋巴结肿大。

三、治疗原则

1. 选择抗病毒滴眼液滴眼。
2. 合并细菌感染时加用抗生素滴眼液。
3. 防止传播、扩散。

任务 2　沙眼病人的护理

病例导入

患者,女性,36 岁。主诉:双眼经常发痒、发干、异物感两年。否认有过敏病史,无视力影响。检查:双眼睑无内翻、倒睫,上睑上 1/3 睑结膜可见血管模糊、充血、乳头、滤泡、无瘢痕组织,角膜透明、无新生血管。初步诊断:双眼沙眼Ⅰ期(轻度)。诊断依据:

1. 患者为女性,36 岁;
2. 双眼经常发痒、发干、异物感两年;
3. 检查:双眼上睑上 1/3 睑结膜可见血管模糊、充血、乳头、滤泡。

工作过程

一、护理诊断

1. 潜在并发症。可能会导致睑内翻与倒睫、角膜溃疡、睑球粘连、眼干燥症、慢性泪囊炎、上睑下垂等,与沙眼的严重程度及发病时间长短有关。

2. 知识缺乏。缺乏沙眼防治知识。

二、护理目标

1. 无并发症发生。
2. 病人/家属能说出沙眼的防治知识。

三、护理措施

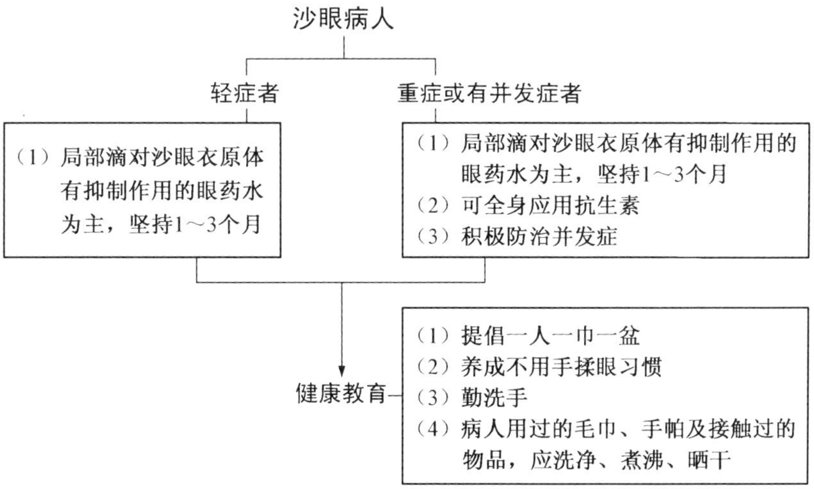

BEI JING ZHI SHI

背景知识

沙眼(trachoma)是由沙眼衣原体引起的一种慢性传染性结膜角膜炎,是致盲的主要疾病之一。全世界有3亿～6亿人感染沙眼。1950年以前,沙眼曾在我国广泛流行,1970年后,随着生活水平的提高、卫生常识的普及和医疗条件的改善,其发病率大大降低。沙眼衣原体由我国眼科工作者汤飞凡、张晓楼等人于1955年用鸡胚培养的方法在世界上首次分离出来。

一、病因与发病机制

沙眼是由沙眼衣原体感染结膜角膜所致,以包涵体的形式存在结膜上皮细胞内,通过直接接触病人的眼分泌物而传播,若有严重结膜角膜并发症,可导致视力损害,甚至失明。

二、临床表现

1. 轻者多无症状,偶有流泪、异物感。

2. 重者或急性期,可有异物感、刺痒感、流泪、少量粘性分泌物。慢性沙眼的症状不明显,若有角膜并发症,可出现不同程度视力障碍及角膜炎症状。

1979年中华医学会眼科分会制定的沙眼诊断依据有:

① 上穹隆部和上睑结膜血管模糊充血,乳头增生或滤泡形成,或两者兼有(见图2-3)。

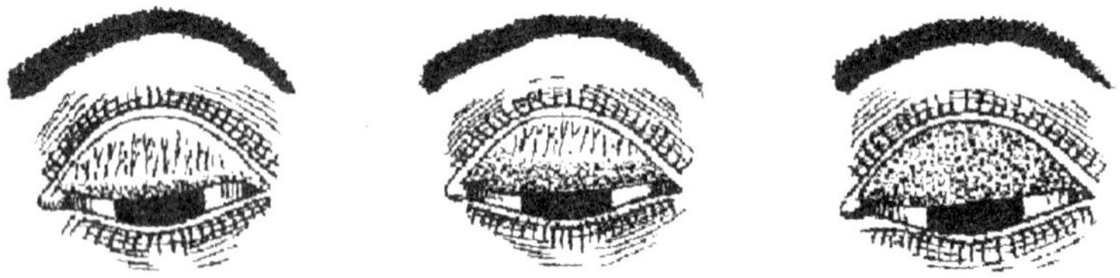

图2-3　睑结膜滤泡、乳头

② 用放大镜或裂隙灯显微镜检查可见角膜血管翳(见图2-4)。

③ 上穹隆部和上睑结膜出现瘢痕。

④ 结膜刮片染色检查有沙眼包涵体。

在第一项基础上,兼有其他三项之一者可诊断沙眼。

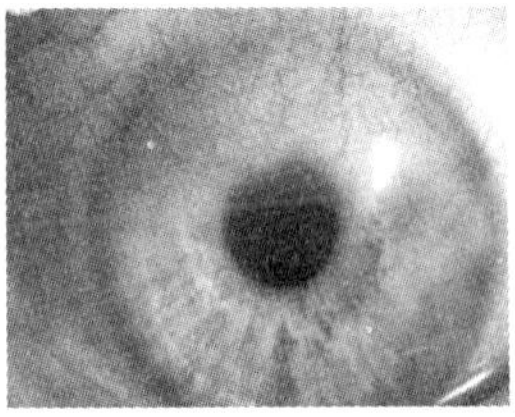

图2-4　角膜血管翳

重症沙眼可引起并发症,如睑板肥厚变形与睑结膜瘢痕收缩可发生倒睫及睑内翻、睑球粘连;沙眼病变侵袭泪道黏膜可发生慢性泪囊炎;结膜瘢痕破坏杯状细胞及阻塞泪腺排出口,可导致结膜角膜干燥症;沙眼衣原体可致上皮性角膜炎,角膜血管翳可发生角膜浸润,加之倒睫及睑内翻,最终可导致严重角膜混浊。

三、治疗原则

1. 局部滴对沙眼衣原体有抑制作用的眼药水为主,坚持1～3个月。

2. 积极防治并发症。

任务 3　翼状胬肉病人的护理

病例导入

患者，男性，62 岁，农民。主诉：左眼内侧有“肉”长出 20 年，近五年增大明显，并常有眼发红、异物感、视物模糊。检查：视力右眼 5.0，左眼 4.9，左眼内侧结膜组织增生、充血，并呈三角形向角膜方向生长，已伸入角膜内 2mm（见图 2－5）。初步诊断：左眼翼状胬肉。诊断依据：

1. 患者为男性，62 岁，农民；

2. 左眼内侧有“肉”长出 20 年，近五年增大明显，并常有眼发红、异物感、视物模糊；

3. 检查：左眼视力 4.9，左眼内侧结膜组织增生、充血，并呈三角形向角膜方向生长，已伸入角膜内 2mm。

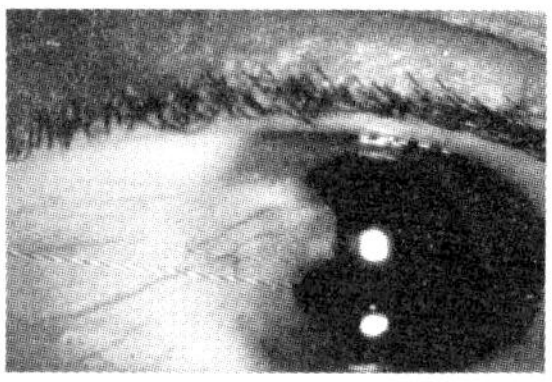

图 2－5　翼状胬肉

工作过程

一、护理诊断

1. 感知改变。视力障碍，与翼状胬肉遮盖瞳孔有关。

2. 知识缺乏。缺乏翼状胬肉的防治知识。

3. 恐惧。不了解该眼病病情或外观受到一定的影响。

二、护理目标

1. 改善或提高视力。
2. 消除恐惧，了解翼状胬肉的防治知识。
3. 改善外观，并恢复正常。

三、护理措施

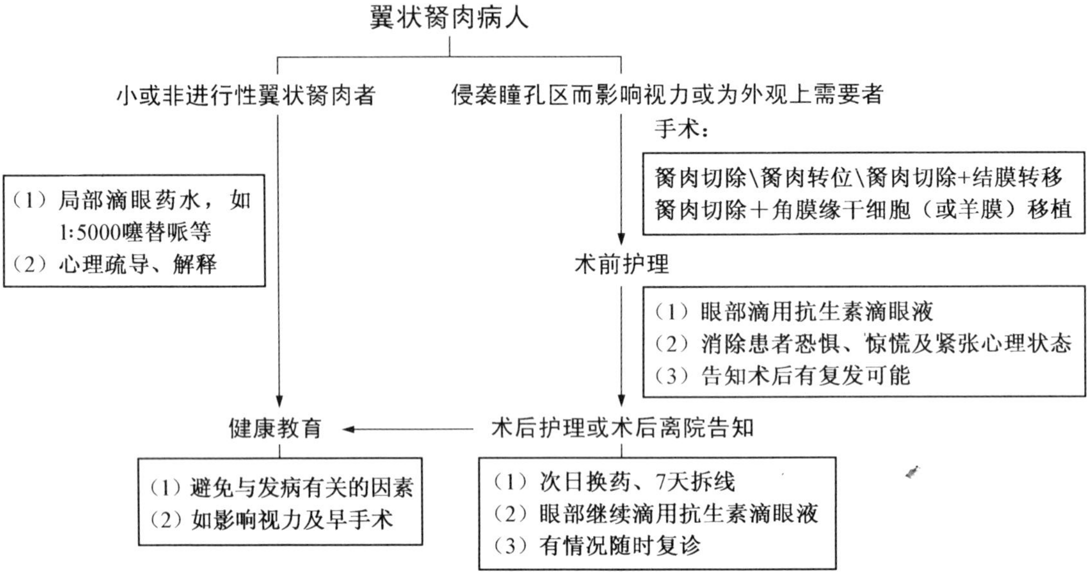

BEI JING ZHI SHI

背景知识

翼状胬肉(pterygium)是一种慢性炎症性病变，病变组织由增殖的球结膜侵袭到角膜上，呈三角形，如翼状。通常双眼患病，只限于睑裂部，多见于鼻侧。术后复发率可高达20％～30％。

一、病因与发病机制

病因尚不十分明确，与常染色体显性遗传、户外工作有关，多见于渔民、农民。一般认为与结膜慢性炎症、风沙、粉尘、紫外线照射等长期刺激使结膜组织变性及增生有关。本病男性多于女性，多发于中老年人。

二、临床表现

小的翼状胬肉除影响美观外，一般无任何症状，偶有异物感，若侵及瞳孔区角膜则影响视力。翼状胬肉的尖端(角膜上)称为头部，角巩膜缘部称为颈部，球结膜上称为体部。翼状胬肉分进行性与静止性两种，前者翼状胬肉的头部前端角膜灰色浸润，颈部及体部较肥厚、充血、增大明显，而后者翼状胬肉的头部前方角膜透明，体部较薄而不充血、增大不明显。

三、治疗原则

1. 小或非进行性翼状胬肉者局部滴眼 1∶5000 噻替哌、润舒药水。
2. 侵袭瞳孔区而影响视力或为外观上需要者可手术。

任务 4 角结膜干燥症病人的护理

病例导入

患者，女性，38 岁，视屏工作者。双眼干涩、异物感、视物久后易疲劳多年。检查：视力右眼 5.0，左眼 5.0，近视力右眼 5.0/30cm，左眼 5.0/30cm，角膜透明，泪液分泌试验<4mm，泪膜破裂时间<10s。初步诊断：双眼角结膜干燥症。诊断依据：

1. 患者为女性，38 岁，视屏工作者；
2. 双眼干涩，异物感，视物久后易疲劳多年；
3. 检查：泪液分泌试验<4mm，泪膜破裂时间<10s。

工作过程

一、护理诊断

1. 疼痛。眼干痛，与病变累及角膜有关。
2. 知识缺乏。缺乏视屏终端性眼病的防治知识。

二、护理目标

1. 眼部干涩和异物感、烧灼感、痒感、畏光、红痛等症状减轻或消失。
2. 能说出角结膜干燥症的防治知识。

三、护理措施

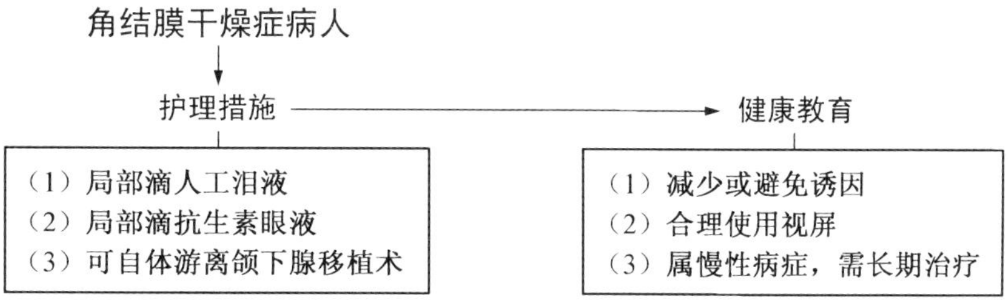

BEI JING ZHI SHI

背景知识

角结膜干燥症（keratoconjunctivicis sicca）又称干眼症（dry eye syndrome），是所有发生泪膜—眼表异常的多种疾病的总称，是各种原因引起的泪液质和量异常或动力学异常，导致泪膜稳定性下降，并伴有眼部不适，引起眼表病变。

视屏终端性(visual display terminal，VDT)眼病的干眼症，是由于长时间的使用电脑、文字处理机、电视、游戏机等终端屏幕，影响眼和身心健康所产生的一组疾病，也称 VDT 症候群。

一、病因与发病机制

角结膜干燥症病因繁多，病理过程复杂。最近研究认为眼表面的改变、基于免疫的炎症反应、细胞凋亡、性激素水平的改变等，是干眼症发生发展的相关因素。

临床分两类：① 泪液生成不足型(deficient aqueous production)，是由于泪腺疾病或功能不良引起的干眼；② 蒸发过强型(over evaporation)，是泪液分泌正常而蒸发过强引起的干眼。实际上，分类之间常常交叉，同时存在，很少单独出现。

二、临床表现

1. 角结膜干燥症最常见的症状是眼部干涩和异物感，其他症状有烧灼感、痒感、畏光、红痛、视物模糊、易视疲劳、粘丝状分泌物等。

2. 视屏终端性眼病的干眼症包括眼部、全身及精神症状。由于长时间、近距离的注视屏幕，容易出现眼睑瞬目异常(瞬目不全、瞬目减少)，泪液过度蒸发，泪膜破裂时间缩短，影响泪膜质量，从而产生或加重干眼症状。

三、治疗原则

1. 减少或避免诱因。
2. 人工泪液替代治疗。
3. 局部滴抗生素眼液。
4. 合理使用视屏。
5. 可自体游离颌下腺移植术。

能力训练

一、单项选择题

1. 沙眼由下列哪种病菌所致 ( )
   A. 细菌　B. 葡萄球菌　C. 病毒　D. 衣原体
2. 沙眼的并发症除下列哪项 ( )
   A. 倒睫　B. 白内障　C. 泪囊炎　D. 干眼症
3. 诊断沙眼必须具备下列哪项 ( )
   A. 上穹隆部和上睑结膜血管模糊充血，乳头增生或滤泡形成，或两者兼有
   B. 用放大镜或裂隙灯显微镜检查可见角膜血管翳
   C. 上穹隆部和上睑结膜出现瘢痕
   D. 结膜刮片染色检查有沙眼包涵体

4. 有关翼状胬肉的说法，下列哪项是不正确的　　　　　　　　　　　　　　　　　　　（　　）

A. 发病与常染色体显性遗传、户外工作有关

B. 多见于渔民、农民

C. 男性多于女性

D. 非进行性翼状胬肉者以手术为主

5. 急性细菌性卡他性结膜炎的临床特点之一是　　　　　　　　　　　　　　　　　　　（　　）

A. 粘脓性分泌物多　　　　　　　　　　　B. 视力下降明显

C. 疼痛明显　　　　　　　　　　　　　　D. 睑球粘连

二、填充题

1. ______年，汤飞凡、张晓楼首次成功地用鸡胚培养的方法在世界上分离出沙眼的病原，才确定为______________。

2. 急性细菌性卡他性结膜炎的临床特点是____________、____________。

3. 淋菌性结膜炎又称_______________________，新生儿发病的主要原因是胎儿经产道时被直接污染。

4. 沙眼的护理目标是____________、____________。

5. 治疗沙眼的原则是____。

三、简答题

1. 简述沙眼的潜在并发症。

2. 如何对沙眼病人进行健康教育？

四、病例讨论

患者，女性，36岁，视屏工作者，近视多年。主诉：双眼经常发痒、发干、异物感五年。

1. 可能存在的问题是什么？

2. 如何检查与鉴别诊断？

3. 护理措施有哪些？

（许建平、许　晨）

项目 3　角膜炎病人的护理

学习目标

知识目标

1. 熟悉角膜的相关解剖与生理。
2. 了解角膜炎的病因、临床表现与护理措施。
3. 熟悉细菌性角膜炎的临床特点。
4. 熟悉真菌性角膜炎的临床特点。
5. 了解单纯疱疹病毒性角膜炎的临床类型。

能力目标

1. 会结膜下注射。
2. 会滴散瞳眼药水。
3. 会角膜荧光素钠染色检查。

XIANG GUAN JIE POU YU SHENG LI

相关解剖与生理

角膜(cornea)。

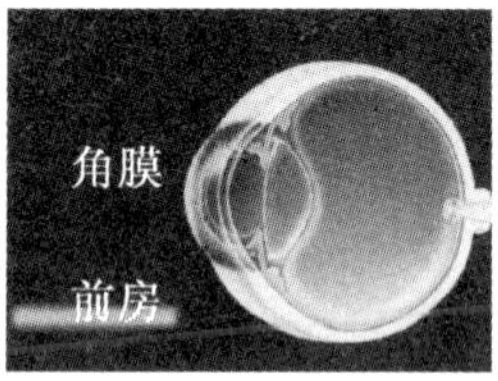

图 3-1　眼球壁

1. 位置。位于眼球前 1/6 的透明组织，其后 5/6 为瓷白色不透明的巩膜组织，两者移行部为角巩缘(见图 3-1)。

2. 形态。呈横椭圆形。

3. 大小。横径 11.5～12mm，垂直径 10.5～11mm。

4. 厚度。中心 0.55mm，边缘 1.0mm。

5. 组织结构。由外向内分五层(见图 3-2)。

(1) 上皮细胞层：为复层扁平上皮细胞，损伤后再生能力强。

(2) 前弹力层：很薄，为均匀透明膜、无细胞成分，损伤后无再生能力。

(3) 基质层：占角膜厚度的 90%，由 200 层与角膜表面平行的胶原纤维束薄板组成，损伤后无再生能力。目前开展比较多的准分子激光角膜原位磨镶术(LASIK)，主要切削此层前部的部分组织。

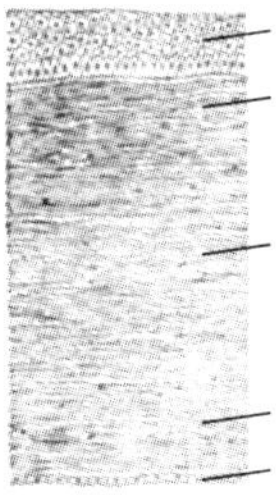

图 3-2　角膜组织结构

(4) 后弹力层：为较坚韧的透明均匀组织，有弹性，在角膜溃疡穿孔前常可见此层膨出，损伤后能再生。

（5）内皮细胞层：由单层六角形扁平细胞构成，具有角膜一房水屏障作用。若角膜内皮细胞损伤可导致角膜水肿和大泡性角膜病变。

6. 角膜生理特点。透明、无血管、感觉神经丰富、代谢缓慢。

任务1　角膜炎病人的护理

病例导入

患者，男性，35岁。因“右眼红痛、流泪、畏光、视力模糊两天”就诊，发病前右眼有异物溅入史。检查：视力右眼4.5、左眼5.0，右眼混合性充血，角膜中央混浊、直径约4mm、表面不平、有黄绿色粘稠脓性分泌物，前房大量积脓，瞳孔直径约3mm、对光反应阳性，晶状体透明，眼底无法窥入。初步诊断：右眼细菌性角膜溃疡。诊断依据：

1. 患者为男性，35岁；
2. 右眼红痛、流泪、畏光、视力模糊两天，有异物溅入史；
3. 检查：右眼视力4.5，混合性充血，角膜中央混浊、直径约4mm、表面不平、有黄绿色粘稠脓性分泌物，前房大量积脓。

工作过程

一、护理诊断

1. 疼痛。与角膜炎症刺激有关。

2. 潜在并发症。角膜溃疡穿孔、化脓性眼内炎、全眼球炎、继发性青光眼及虹膜睫状体炎等，与角膜溃疡严重程度、细菌毒力及治疗是否及时等有关。

3. 感知改变。视力障碍，与角膜溃疡程度、所在位置有关。

4. 知识缺乏。缺乏角膜外伤后感染的预防知识。

5. 功能障碍性悲哀。与角膜溃疡、视力障碍致心理紊乱有关。

二、护理目标

1. 眼痛、畏光、流泪及异物感减轻至消失。
2. 减少或不发生并发症。
3. 恢复或提高视力。
4. 了解角膜炎的防治知识。
5. 消除焦虑心理。

三、护理措施

角膜炎病人

区分类型：

（1）根据临床特点
（2）细菌、真菌培养/病毒分离

细菌性角膜炎

（1）抗生素滴眼液滴眼
（2）球结膜下注射抗生素
（3）全身应用抗生素
（4）散瞳剂
（5）化学剂烧灼溃疡面
（6）加压包扎
（7）结膜瓣遮盖术或角膜移植术
（8）严格消毒隔离，避免交叉感染
（9）角膜瘢痕者，可行光学虹膜切除术(人造瞳孔)或角膜移植术
（10）对无法保留眼球者应行眼球摘除术或眼球摘除＋HA植入术

真菌性角膜炎

（1）抗真菌滴眼液滴眼
（2）球结膜下注射抗真菌药
（3）全身应用抗真菌药
（4）同细菌性角膜炎（4）（5）、（6）、（7）、（8）（9）、（10）

单纯疱疹病毒性角膜炎

（1）用抗单纯疱疹病毒眼药水及眼膏
（2）球结膜下注射抗单纯疱疹病毒药
（3）全身应用抗单纯疱疹病毒药
（4）盘状角膜炎者，可在抗病毒药物应用基础下适量应用糖皮质激素药物
（5）同细菌性角膜炎（4）、（5）、（6）、（7）、（8）（9）、（10）

健康教育

（1）避免强光刺激，或戴有色眼镜保护
（2）消除诱发因素
（3）合理用药，防止复发
（4）告知患者勿用手揉眼球，勿用力咳嗽及打喷嚏
（5）保持大便通畅
（6）告知散瞳眼药水的使用及注意事项

BEI JING ZHI SHI

背景知识

角膜炎是我国常见的致盲性眼病之一，根据病因可分为感染性角膜炎、免疫性角膜炎、外伤性角膜炎、营养不良性角膜炎，其中感染性角膜炎最为常见。其病原体包括细菌、病毒、棘阿米巴、衣原体等，临床上以细菌、真菌感染为最多。引起角膜炎的临床常见原因主要是角膜外伤后感染、全身某些疾病(如维生素 A 缺乏)累及角膜以及邻近组织(如巩膜炎、结膜炎)的炎症波及角膜。角膜炎最常见的症状是眼痛、畏光、流泪、异物感、视力下降，最常见的体征是睫状充血或混合性充血、角膜混浊、出现虹膜反应及角膜上有新生血管生长。

一、病因与发病机制

1. 细菌性角膜炎(bacterial keratitis)。由细菌感染引起的角膜上皮缺损及缺损区下角

膜基质坏死的化脓性角膜炎所致的角膜炎症的总称，是常见的角膜炎，又称为细菌性角膜溃疡(bacterial corneal ulcer)。由角膜外伤后感染或剔除角膜异物术后感染所致，约占90%。戴角膜接触镜感染，慢性泪囊炎患者不及时治疗也易发生此病，眼局部长期使用糖皮质激素及患有易造成角膜上皮脱落的角膜病、干燥性角膜结膜炎也可诱发感染。常见的致病菌有肺炎双球菌、金黄色葡萄球菌、表皮葡萄球菌、大肠杆菌、链球菌。匐行性角膜溃疡是典型的细菌性角膜溃疡，因常伴有前房积脓，故又称前房积脓性角膜溃疡(见图3-3)。铜绿假单胞性(绿脓杆菌性)角膜溃疡是由铜绿假单胞菌引起的最严重的细菌性角膜溃疡(见图3-4)。在病理上，角膜炎早期的表现是炎症的进展(浸润/溃疡/穿孔)，后期的表现是组织的修复(吸收/瘢痕)。

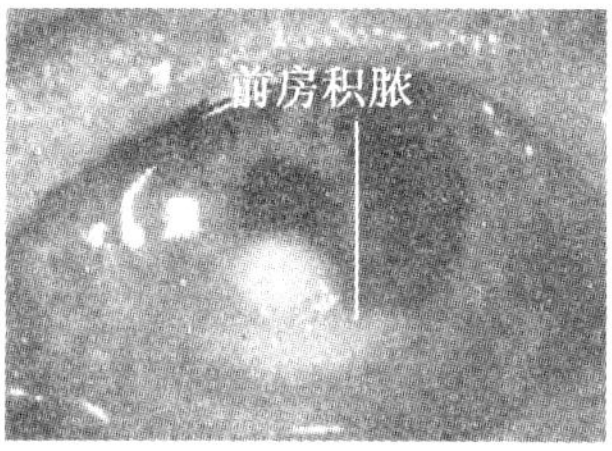

图3-3　前房积脓性角膜溃疡

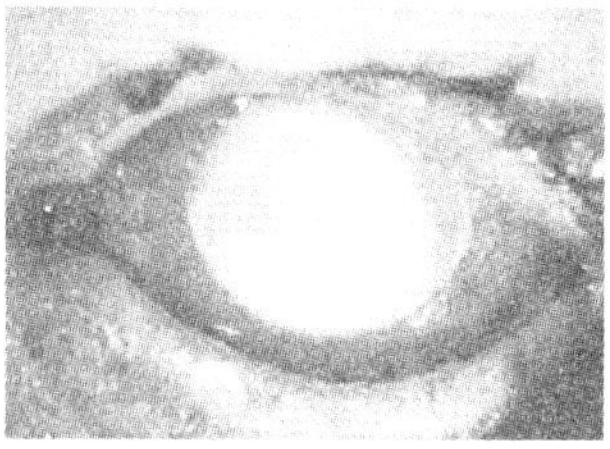

图3-4　铜绿假单胞性角膜溃疡

2. 真菌性角膜炎(fungal keratitis)。一种由致病真菌引起的致盲率极高的感染性角膜病。此病多见于温热潮湿气候地区，多发生于农民、青壮年男性。随着抗生素和糖皮质激素的广泛使用以及诊断水平的提高，其发病率不断增高，常发生于植物引起的角膜外伤，尤其是农作物，如谷粒、植物枝叶擦伤。常见的致病菌有曲霉菌、镰刀菌、青霉菌、白色念珠菌、酵母菌等。

3. 单纯疱疹病毒性角膜炎(herpes simplex virus keratitis)。由Ⅰ型单纯疱疹病毒所致，偶可见Ⅱ型，是最常见的严重致盲性眼病，在角膜病中致盲率占第一位，发病率有逐年增多趋势，任何年龄均可发病。由于Ⅰ型单纯疱疹病毒在原发感染后，其病毒可在三叉神经节内长期潜伏下来，当机体抵抗力下降如感冒等发热疾病之后，全身或局部应用糖皮质激素、免疫抑制剂时，潜伏的病毒激活，可沿三叉神经至角膜组织，引起单纯疱疹病毒性角膜炎。

二、临床表现

(一)细菌性角膜炎

1. 患眼疼痛、畏光、流泪、异物感、视力下降。

2. 结膜混合性充血、球结膜水肿，角膜溃疡，其底部污浊，有坏死组织覆盖，溃疡边缘向周围和深部呈潜行扩展，角膜后沉着物(KP)，瞳孔缩小，虹膜后粘连及前房积脓，严重者可发生角膜穿孔，甚至化脓性内眼炎。

3. 铜绿假单胞性角膜溃疡可产生大量黄绿色粘稠分泌物，角膜溃疡呈黄白色坏死灶，前房积脓严重，数天内可导致全角膜坏死穿破、眼球内容物脱出或眼内炎或全眼球炎。

4. 角膜溃疡表面分泌物细胞学检查或细菌培养，有助于角膜溃疡类型的诊断。匐行性角膜溃疡可见大量变性上皮细胞，中性粒细胞浸润较多，刮片作革兰染色；铜绿假单胞性角膜溃疡可找到革兰阴性杆菌(铜绿假单胞菌)。

(二) 真菌性角膜炎

1. 自觉症状较轻，有疼痛、流泪、畏光及视力下降。

2. 体征较重，结膜混合充血，角膜浸润灶或溃疡呈灰白色而欠光滑，外观干燥且粗糙，表面微隆起，可有“伪足”、“卫星灶”、“免疫环”浸润病灶，角膜后有斑块状沉着物，常有粘稠的前房积脓，常发生角膜溃疡穿孔。

3. 角膜溃疡表浅刮片可查到真菌菌丝，真菌培养可鉴定真菌种类，共焦显微镜检查可直接发现真菌病原体，可指导治疗。

(三) 单纯疱疹病毒性角膜炎

1. 患眼可有轻微眼痛、畏光、流泪及异物感。发病前，常有上呼吸道感染或其他发热病史。有多次发作病史，且有特定的复发诱因。

2. 单纯疱疹病毒性角膜炎有典型的角膜浸润灶形态，按临床特征可分为四种类型，即点状、树枝状、地图状、盘状角膜炎(见图3-6)。

3. 病变区角膜知觉减退。

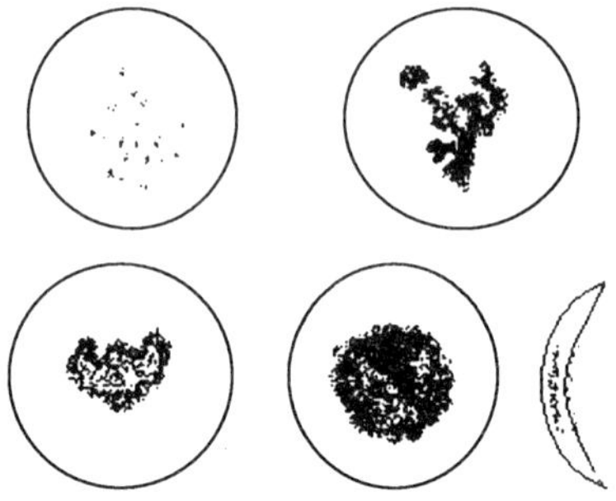

图3-6　单纯疱疹病毒性角膜炎示意图

三、治疗原则

1. 根据临床特点选择或药物敏感试验进行抗感染治疗。

2. 及时散瞳，常用1%阿托品眼药水。

3. 检查与清除病灶(如内翻、倒睫、慢性泪囊炎)。

4. 趋穿孔的角膜溃疡病人，可行加压包扎或结膜瓣遮盖术。

5. 必要时可角膜移植术(板层或穿透性)或人工角膜植入术。

6. 加强心理护理。

能力训练

一、单项选择题

1. 角膜损伤后有再生能力的组织是　(　　)

A. 前弹力层　B. 上皮细胞层　C. 基质层　D. 内皮细胞层

2. 角膜最厚的组织层是　(　　)

A. 前弹力层　B. 上皮细胞层　C. 基质层　D. 内皮细胞层

3. 角膜炎的主要原因是　(　　)

A. 倒睫　B. 外伤+感染　C. 感染　D. 沙眼

4. 下列何种疾病可引起睫状充血　(　　)

A. 翼状胬肉　B. 沙眼　C. 角膜炎　D. 细菌性结膜炎

5. 除以下哪项外，都是角膜的生理特点　　（　　）

A. 无血管　　B. 透明　　C. 感觉神经丰富　　D. 代谢快

二、填充题

1. 单疱病毒性角膜炎的病毒是______________。

2. 治疗角膜炎最常用的散瞳眼药水是______________。

3. 单疱病毒性角膜炎的临床常见类型是________、________、________、________。

4. 前房积脓性角膜溃疡又称________角膜溃疡，其引起最常见的原因是________。

5. 真菌性角膜炎，其角膜混浊可有“______”、“______”、“______”浸润病灶。

三、简答题

1. 简述角膜炎的临床体征。

2. 滴用1%阿托品眼药水时要注意什么？

四、病例讨论

患者，女性，22岁。因“右眼红疼、流泪、畏光、视力模糊一天就诊”，有近视眼十年，近五年主要以戴隐形眼镜来矫正视力，否认眼部有外伤史。检查：视力右眼4.1、左眼4.5，近视力右眼4.1/20cm、左眼5.0/30cm，右眼混合性充血，角膜中央混浊、直径约2mm、有少量淡黄色粘稠脓性分泌物、KP(—)、前房清、瞳孔直径约3mm、对光反应阳性，晶状体透明，眼底正常。

1. 初步诊断结论是什么？

2. 为明确诊断及有利于用药指导应及时做什么检查？

3. 护理措施有哪些？

（许　晨）

项目4　内眼疾病病人的护理

学习目标

知识目标

1. 熟悉年龄相关性白内障的类型、临床分期及特点、护理措施。
2. 了解虹膜睫状体炎的临床表现、并发症、后遗症。
3. 熟悉急性闭角型青光眼急性发作期的临床特点、护理措施。
4. 了解慢性单纯性青光眼临床特点。

能力目标

1. 会白内障病人的术前护理与准备。
2. 会白内障病人的术后护理与观察。
3. 会滴散瞳、缩瞳眼药水。
4. 能区分结膜充血、睫状充血、混合充血。
5. 能进行测眼压、眼压记录与判断。

XIANG GUAN JIE POU YU SHENG LI

相关解剖与生理

一、晶状体

晶状体(lens)形如双凸透镜,借晶状体悬韧带悬挂在虹膜和玻璃体之间(见图4-1)。晶状体可分为前、后两面,两面交接的边缘称为赤道部,前、后表面的中央分别称为前、后极。晶状体直径为9～10mm,厚度随年龄增长而缓慢增加,一般为4～5mm。

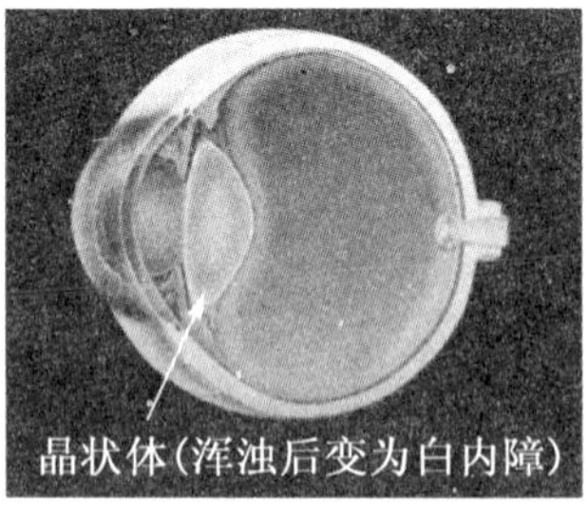

图4-1　晶状体

晶状体由晶状体囊和晶状体纤维组成,富有弹性,随年龄增长晶状体核逐渐浓缩、增大,弹性逐渐减弱,导致调节能力降低。晶状体还可滤去部分紫外线,对视网膜起保护作用。当晶状体囊受损或房水代谢发生变化时,会引起晶状体的混浊,形成白内障。

二、葡萄膜

葡萄膜(uvea)又称血管膜、色素膜,富含黑色素和血管,主要起营养与遮光作用。由前到后分为虹膜、睫状体和脉络膜三部分。

1. 虹膜(iris)。为一圆盘状膜，位于角膜后面、晶状体前面，并将晶状体前的眼内空隙分隔为前房和后房。虹膜中央有一2.5～4mm的圆孔，即瞳孔(见图4－2)。虹膜组织内有两组肌肉：环绕瞳孔周围的瞳孔括约肌(副交感神经支配，司缩瞳作用)与向虹膜周边部呈放射状排列的瞳孔开大肌(交感神经支配，司散瞳作用)。光照下瞳孔缩小，称为瞳孔对光反射。

2. 睫状体(ciliary body)。为位于虹膜根部与脉络膜之间的环状组织，其矢状面略呈三角形(见图4－3)。睫状体前1/3较肥厚，称睫状冠，富含血管，内表面有70～80个纵行的放射脊样皱褶，称睫状突，睫状突上皮细胞分泌房水；后2/3薄而平坦，称睫状体扁平部。睫状体主要由睫状肌(外侧纵行、中间放射状和内侧环形的三组肌纤维)组成，为平滑肌，受副交感神经支配，主要起眼的调节作用。

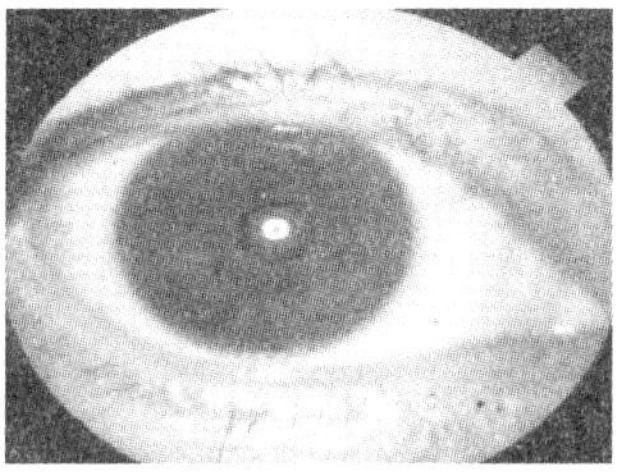

图4－2　瞳孔

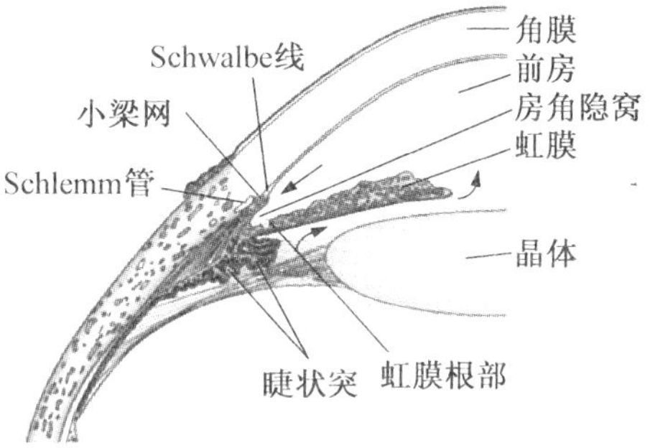

图4－3　睫状体

3. 脉络膜(choroid)。为葡萄膜的后部，前起锯齿缘，后止于视乳头周围，介于视网膜与巩膜之间，由丰富的血管和黑色素组成。其主要功能是营养视网膜外层组织、眼球遮光和暗房作用、调节眼部温度等。

三、房水产生与循环

房水(aqueous humor)由睫状突上皮细胞产生，充满后房与前房，全量为0.15～0.3ml。房水具有营养角膜、晶状体、玻璃体和维持正常眼压的功能。

房水循环途径：由睫状突上皮细胞产生后，进入后房，通过瞳孔到达前房，再从前房角的小梁网进入Schlemm管，然后通过集液管和房水静脉，汇入巩膜表面的睫状前静脉，回流到血循环。另有少部分从房角的睫状带、经由葡萄膜巩膜途径引流(占10%～20%)和通过虹膜表面隐窝吸收(约占5%)(见图4－4A和4－4B)。

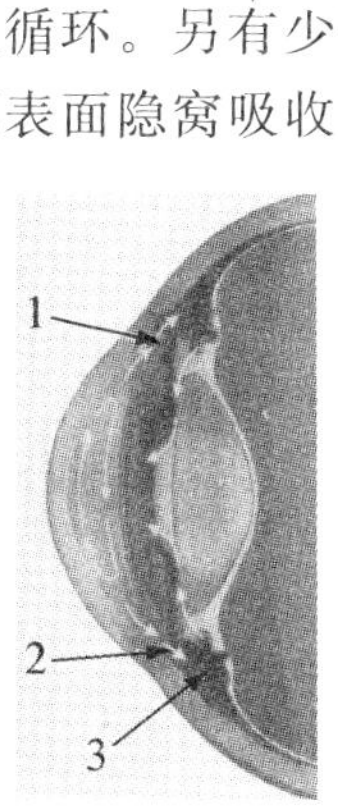

图4－4A　房水循环

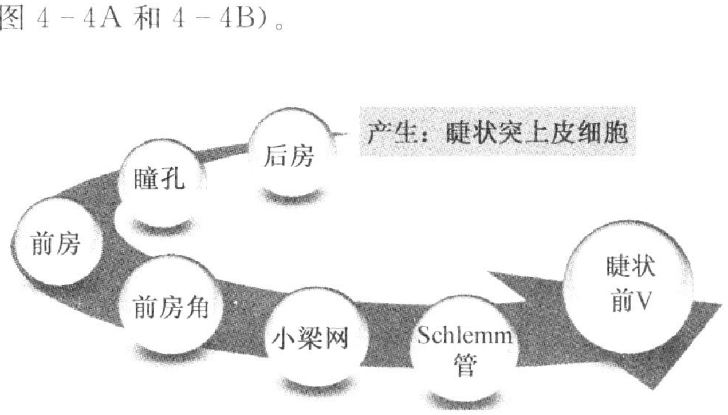

图4－4B　房水循环途径

任务1　白内障病人的护理

病例导入

患者，男性，73岁。主诉：右眼视力渐降五年，伴失明半年。否认发病前有眼部外伤病史、无糖尿病病史。发病过程中无眼部疼痛、红肿。检查：视力右眼指数/30cm，左眼4.8，双眼结膜无充血，角膜透明，前房清，双眼晶状体混浊，以右眼明显，虹膜投影右眼(—)、左眼(+)，眼底右眼无法窥入，左眼正常，眼压右眼17.30mmHg，左眼20.55mmHg，血糖正常。初步诊断：双眼年龄相关性白内障(右眼成熟期、左眼膨胀期)。诊断依据：

1. 患者为男性，73岁；
2. 右眼视力渐降五年，伴失明半年，发病过程中无眼部疼痛、红肿；无眼部外伤、糖尿病病史；
3. 检查：视力右眼指数/30cm，左眼4.8，双眼晶状体混浊，以右眼明显，虹膜投影右眼(—)、左眼(+)，眼压、血糖正常。

该病人在医生的建议下住入眼科病房，准备择日在局麻下行"右眼白内障超声乳化+人工晶体植入术"。

工作过程

一、护理诊断

1. 感知改变。与晶状体混浊程度有关。

2. 焦虑。与害怕手术、担心手术效果有关。

3. 知识缺乏。缺乏白内障防治知识。

4. 潜在并发症。继发性青光眼、过敏性葡萄膜炎，与晶状体膨胀、皮质分解与液化有关。

5. 自理能力下降。与晶状体混浊导致视力下降有关。

二、护理目标

1. 提高右眼视力，控制左眼视力进一步减退。
2. 情绪稳定。
3. 了解白内障的防治知识。
4. 无并发症发生。
5. 恢复自理能力，适应正常生活。

三、护理措施

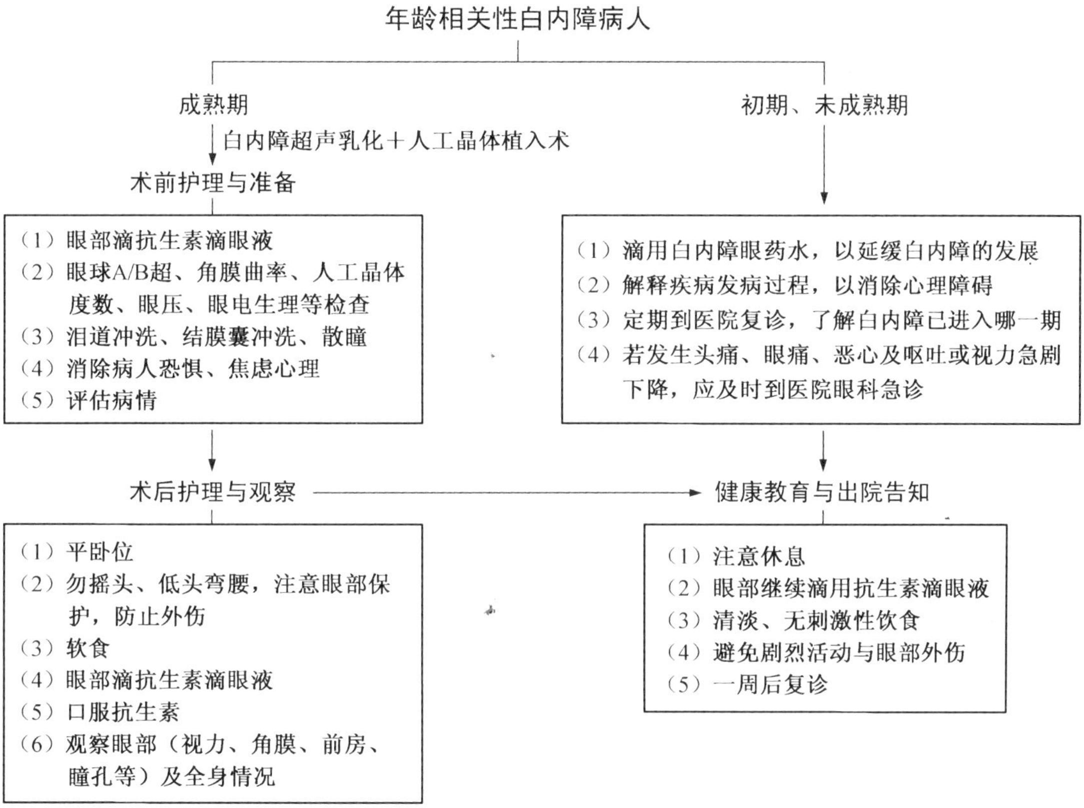

BEI JING ZHI SHI

背景知识

晶状体混浊者称为白内障(cataract)。白内障是主要致盲性眼病,有许多因素引起,例如老化、遗传、代谢异常、外伤、辐射、中毒和局部营养障碍等,都可引起晶状体囊膜损伤,使其渗透性增加,丧失屏障作用,或导致晶状体代谢紊乱,使晶状体蛋白发生变性,形成混浊。根据其发生原因白内障分为先天性与后天性两大类,后者有年龄相关性白内障、糖尿病性白内障、并发性白内障、外伤性白内障等。本书重点介绍年龄相关性白内障、糖尿病性白内障和先天性白内障。

年龄相关性白内障

年龄相关性白内障(aged-related cataract)又称老年性白内障(senile cataract),是最常见的后天性白内障,多见于50岁后的中老年人,随着年龄增加,其患病率也明显增高。常双眼患病,但发病有先后,严重程度也不一致。主要症状为进行性无痛性视力下降。

一、病因与发病机制

病因较为复杂,可能是环境、营养、代谢和遗传等多种因素对晶状体长期综合作用的结果。流行病学研究,过多的紫外线照射、过量饮酒、吸烟、妇女生育多、心血管疾病、高血压、精神病、机体外伤、遗传、营养状况等与白内障的形成有关。

其发病机制尚不完全明确,一般认为,氧化损伤使晶状体囊膜通透性增加,而发生晶状体混浊。

二、临床表现

(一) 临床特点

渐进性、无痛性视力下降至光感。眼前有固定不变的黑点,由于晶状体混浊的部位不同,可有单眼复视、多视、屈光改变等。

(二) 临床分类

年龄相关性白内障按其开始形成的部位不同,分为皮质性、核性和膜性三类,临床上以皮质性白内障最多见。

1. 皮质性白内障。按其发展过程分四期。

(1) 初发期:一般不影响视力,散瞳检查可发现周边部皮质呈楔状混浊,其基底在赤道部,尖端指向中心。

(2) 膨胀期(又称未成熟期):视力明显减退,由于晶状体膨胀,晶状体的前后径增加,屈光力增大可出现"假性近视眼"现象。检查:晶状体呈不均匀的灰白色混浊(见图 4-5),虹膜瞳孔缘部与混浊的晶状体皮质之间尚有透明皮质,用斜照法检查时,光线投照侧的虹膜阴影投照在深层的混浊的皮质上,在该侧瞳孔缘出现新月形投影,称为虹膜投影,此期眼底尚能窥入。由于晶状体膨胀,推挤虹膜向前,易引发急性闭角型青光眼急性发作。

(3) 成熟期:视力严重下降,仅眼前指数至光感。检查:晶状体完全混浊呈乳白色(见图 4-6),虹膜投影消失,眼底无法窥入。通常在此期行手术治疗。

(4) 过熟期:此期晶状体皮质分解或液化,晶状体核沉于下方,上方前房变深,下方前房变浅,上方虹膜震颤。由于核下沉后可使视力有所提高。此期囊膜变性,通透性增加或出现细小破裂。当液化的皮质漏到晶状体囊膜外时,可发生晶状体过敏性葡萄膜炎。长期存在于房水中的晶状体皮质可沉积于前房角,也可被巨噬细胞吞噬、堵塞前房角引起继发性青光眼,称为晶状体溶解性青光眼。

2. 核性白内障。较少见,发病年龄较早,一般 40 岁左右开始,多见于高度近视眼患者,进展缓慢。早期视力影响不大,随着晶状体核硬化,屈光指数增加,病人近视程度也明显增加。晶状体核逐渐变棕黄色或棕黑色(见图 4-7),此时视力极度减退,眼底已不能看清。

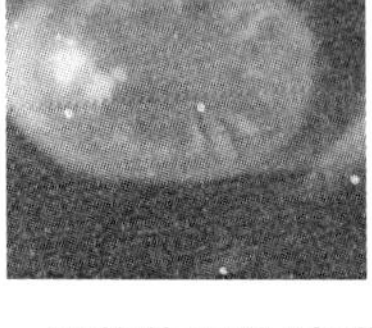

图 4-5 晶状体混浊(初期)

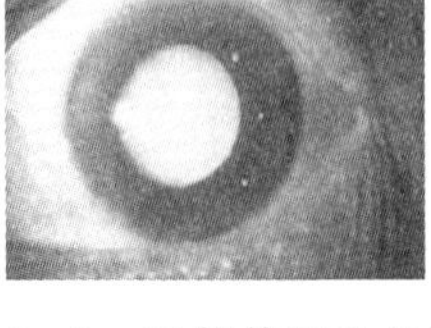

图 4-6 晶状体混浊(成熟期)

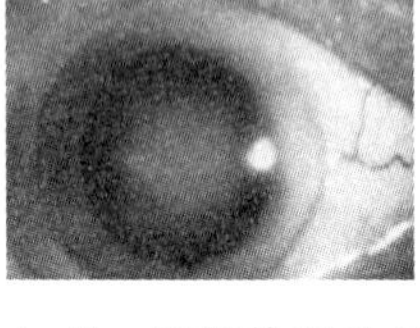

图 4-7 晶状体混浊(核性)

3. 膜性白内障。多在晶状体后极部囊膜下的皮质浅层发生盘状混浊,其进展很慢,但因混浊位于视轴区，故早期即影响视力。

三、治疗原则

1. 初发期、未成熟期白内障通常给白内障眼药水滴眼，以延缓白内障的发展。

2. 成熟期或视力低于0.1影响工作及生活时即可手术。通常采用白内障现代囊外摘除(ECCE)、白内障超声乳化摘除(Phaco)、激光乳化白内障吸除术，同时植入人工晶体。

糖尿病性白内障

糖尿病性白内障(diabetic cataract)是指白内障的发生与糖尿病有直接关系的白内障，是糖尿病的并发症之一。临床上分为两大类，糖尿病病人的年龄相关性白内障和真性糖尿病性白内障。糖尿病性白内障可合并糖尿病视网膜病变。

一、病因与发病机制

糖尿病时血糖增高，晶状体内葡萄糖增多，转化为山梨醇，使晶状体内渗透压增加，吸收水分，纤维肿胀变性，导致混浊。

二、临床表现

1. 发生于老年者与年龄相关性白内障相似，只是发病率较高，且发生较早，进展较快，容易成熟。真性糖尿病性白内障多发生于严重的青少年性糖尿病病人，常为双眼发病，进展迅速，晶状体可能在数天、数周或数月内全混浊。

2. 依据晶状体混浊及视网膜病变的严重程度，病人可表现为不同程度的视力下降。

3. 伴有屈光改变，当血糖升高时，晶状体内渗透压增加，吸收水分，纤维肿胀，使之更加变凸而成为近视。当血糖降低时，晶状体内水分渗出，晶状体变为扁平而形成远视。

4. 糖尿病性白内障晶状体混浊先始于赤道部，逐渐扩展中央部，主要表现在前后囊膜膜下。

5. 由于糖尿病病程长，且白内障后影响视功能，病人易产生焦虑、恐惧心理。

三、治疗原则

1. 积极治疗原发病。在糖尿病早期，严格控制血糖，晶状体混浊可能会部分消退。

2. 当白内障明显影响视力时，可在血糖控制正常的情况下进行白内障摘除术和人工晶体(IOL)植入术。

3. 如有糖尿病性视网膜病变，应在手术前做视网膜激光光凝术，术后继续治疗眼底病变。

先天性白内障

先天性白内障(congenital cataract)是婴幼儿常见的眼病，为出生时或出生后第一年内发生的晶状体混浊，可为家族性的或散发性的；可以伴发或不伴发其他眼部异常或遗传性和系统性疾病。

一、病因与发病机制

各种影响胎儿晶状体发育的因素都可能引起先天性白内障。其病因分内源性和外源性两种。内源性与染色体基因有关，有遗传性；外源性是指胎儿受到病毒感染、药物和放射线、全身疾病等因素影响，对晶状体所造成的损害。

二、临床表现

1. 先天性白内障病人多为双眼发生，静止性，少数出生后继续发展。常合并其他眼病或异常。

2. 视力障碍程度可因晶状体混浊部位和形态不同而异，有的可不影响视力，有的视力下降明显。因患儿年龄太小，不能自诉，常依赖其父母观察才发现。

3. 先天性白内障可按晶状体混浊的形态、部位不同，分为前极、后极、绕核、冠状及全白内障，其中绕核性白内障为最常见的类型（见图 4－8）。

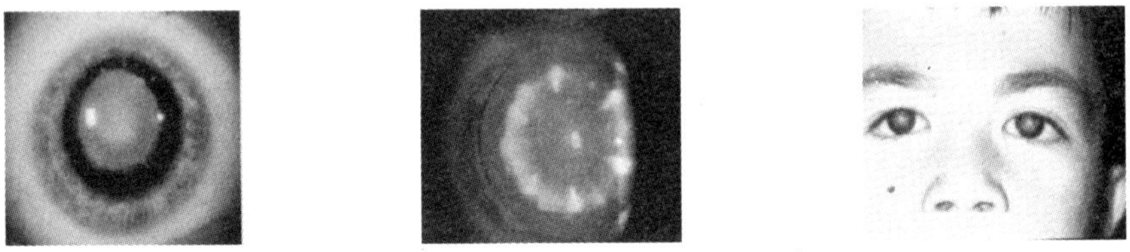

A 绕核性　　B 冠状　　C 全白内障

图 4－8　先天性白内障

三、治疗原则

1. 对视力影响不大者，一般不需治疗，定期观察。

2. 明显影响视力的全白内障，尽早手术治疗，手术越早，获得良好视力的机会越大，最迟不超过两岁。感染风疹病毒者不宜过早手术，以免因手术使潜伏在晶状体内的病毒释放而引起虹膜睫状体炎、眼球萎缩。

3. 屈光矫正和视力训练。对无晶状体眼，为防止弱视，促进融合功能的发育，需行屈光矫正和视力训练。常用的方法：① 眼镜矫正，适用于双眼病人；② 角膜接触镜，适用于大多数单眼的无晶状体患儿，但经常取戴比较麻烦，容易发生角膜上皮损伤和感染；③ IOL 植入术，尤其适用于单眼病人，一般认为最早在两岁进行手术。

任务 2　虹膜睫状体炎病人的护理

病例导入

患者，女性，45 岁。主诉：左眼红痛、畏光、流泪、伴视物模糊两天。否认发病前有眼部外伤史、无结核、风湿病史。检查：视力右眼 5.1，左眼 4.5，左眼结膜混合充血，角膜后沉着物、房水闪辉、虹膜纹理不清、瞳孔缩小、对光反应迟钝，双眼晶状体、玻璃体透明，眼底、眼压正常。初步诊断：左眼虹膜睫状体炎。诊断依据：

1. 患者为女性，45 岁；

2. 左眼红痛、畏光、流泪、伴视物模糊两天；

3. 左眼视力 4.5，结膜混合充血，角膜后沉着物、房水闪辉、虹膜纹理不清、瞳孔缩小、对光反应迟钝。

工作过程

一、护理诊断

1. 疼痛。与睫状神经受刺激、睫状肌痉挛有关。

2. 感知改变。视力下降，与房水混浊、瞳孔区渗出物、角膜后沉着物有关。

3. 焦虑。与疼痛、视功能障碍有关。

4. 知识缺乏。与缺乏对本疾病及糖皮质激素使用的认知有关。

5. 潜在并发症。虹膜后粘、瞳孔闭锁、瞳孔膜闭、白内障、青光眼、低眼压与眼球萎缩等，与治疗不及时、疾病反复发作、糖皮质激素使用等有关。

二、护理目标

1. 眼痛缓解至消除。
2. 视力恢复，减少或控制本病复发。
3. 情绪稳定。
4. 熟悉本疾病相关知识。
5. 疾病治疗过程中无并发症发生。

三、护理措施

虹膜睫状体炎病人的护理 → 健康教育

（1）准确及时使用散瞳剂、糖皮质激素、非甾体类消炎药
（2）观察药物的疗效与副作用
（3）局部热敷
（4）加强心理护理，消除病人焦虑心理
（5）寻找病因

健康教育：
（1）易消化、无刺激性饮食
（2）保持情绪稳定
（3）避免强光刺激，可戴太阳镜
（4）说明散瞳的意义及注意事项
（5）本病有复发可能，平时注意用眼卫生

BEI JING ZHI SHI

背景知识

葡萄膜炎(uveitis)是指由多种原因引起的葡萄膜炎症总称,包括葡萄膜(虹膜、睫状体、脉络膜)、视网膜血管和玻璃体的炎症。葡萄膜炎多发生于青壮年,易合并全身性免疫性疾病,常反复发作,累及双眼,引起严重的并发症,是常见的一类致盲性眼病。葡萄膜炎目前尚无理想的分类方法,按其发病部位可分为前葡萄膜炎(包括虹膜炎、虹膜睫状体炎和前部睫状体炎)、中间葡萄膜炎、后葡萄膜炎、全葡萄膜炎。前葡萄膜炎是葡萄膜炎中最常见的类型,占全部葡萄膜炎总数的50%~60%。本书重点介绍虹膜睫状体炎。

一、病因与发病机制

病因复杂,可分为感染性和非感染性两大类。感染性是由细菌、病毒、真菌等病原体感染所致。非感染性又分外源性与内源性。外源性主要是由于外伤、手术等物理损伤和酸、碱、药物等化学损伤所致;内源性主要是由于免疫反应以及对变性组织、坏死肿瘤组织的反应所致。免疫反应是虹膜睫状体炎的最重要病因。

二、临床表现

1. 眼痛、眼红、畏光、流泪及视物模糊。
2. 检查。

(1) 睫状充血或混合充血。

(2) 房水混浊:裂隙灯下前房内光束增强,呈灰白色半透明状,称为前房闪辉;混浊的前房水内可见浮游的炎症细胞,称为 Tyndall 现象,为炎症活动期的体征。

(3) 角膜后沉着物(KP)(见图 4-9):炎症时由于血—房水屏障破坏,房水中进入大量炎症细胞和纤维素粘滞在角膜后。

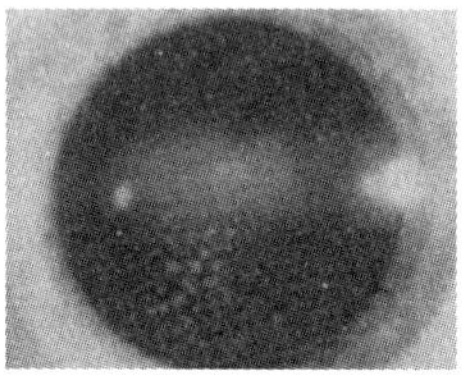
图 4-9 角膜后沉着物

(4) 虹膜水肿、纹理不清或有结节。

(5) 瞳孔缩小、对光反射迟钝或消失。

(6) 晶状体前色素沉着。

(7) 玻璃体混浊。

(8) 反复发作者可出现虹膜后粘连、瞳孔膜闭或闭锁、虹膜膨隆(见图 4-10)、继发性青光眼、并发性白内障、低眼压及眼球萎缩等并发症。

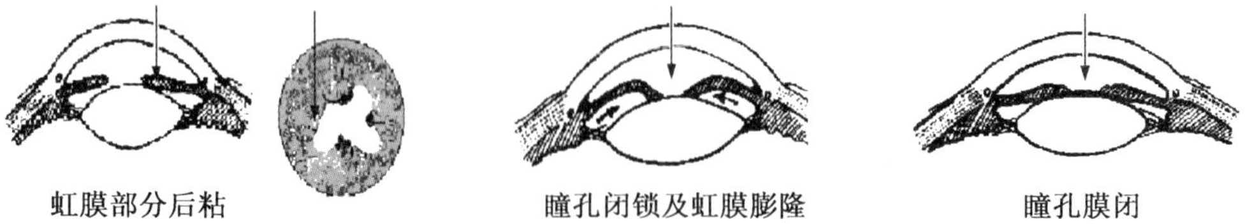

图 4-10

三、治疗原则

1. 散瞳(本病治疗的关键性措施)。
2. 抗菌素(预防感染)。
3. 皮质激素(抗炎、抗过敏)。
4. 免疫抑制剂(重症或顽固复发)。
5. 其他：如发热疗法。
6. 查找病因及病因治疗。
7. 并发症治疗。

任务3　青光眼病人的护理

病例导入

患者，女，51岁。因右眼红痛、视力急剧下降伴右侧头痛、恶心、呕吐一天就诊。发病前曾有情绪激动、过度劳累病史，有青光眼家族史，否认眼部外伤史。体检：急性痛苦貌，视力右眼4.0、左眼4.8，右眼睫状充血、角膜雾状混浊、前房浅、瞳孔散大、眼底窥不清，眼压：右51mmHg、左14mmHg。初步诊断为：右眼急性闭角型青光眼急性发作期。诊断依据：

1. 患者为女性，51岁；
2. 右眼红痛、视力急剧下降伴右侧头痛、恶心、呕吐一天；
3. 发病前曾有情绪激动、过度劳累病史，有青光眼家族史；
4. 检查：急性痛苦貌，视力右眼4.0、左眼4.8，右眼睫状充血、角膜雾状混浊、前房浅、瞳孔散大、眼底窥不清，眼压右眼51mmHg、左眼14mmHg。

该病人在医生的建议下立即住入眼科病房，迅速采取联合措施降低眼压，并准备择日在局麻下行“右眼抗青光眼术”。

工作过程

一、护理诊断

1. **疼痛**。与眼压升高有关。
2. **感知改变**。眼压升高致角膜水肿、视网膜与视神经损害有关。
3. **自理能力缺陷**。与视力障碍、疼痛有关。
4. **知识缺乏**。缺乏急性闭角型青光眼的防治及护理知识。
5. **焦虑**。对青光眼的手术与预后的担心。

二、护理目标

1. 眼压降低、疼痛减轻至消失。
2. 视力不再继续下降。
3. 生活完全能自理。
4. 熟悉本疾病相关防治知识。
5. 消除病人恐惧、焦虑心理。

三、护理措施

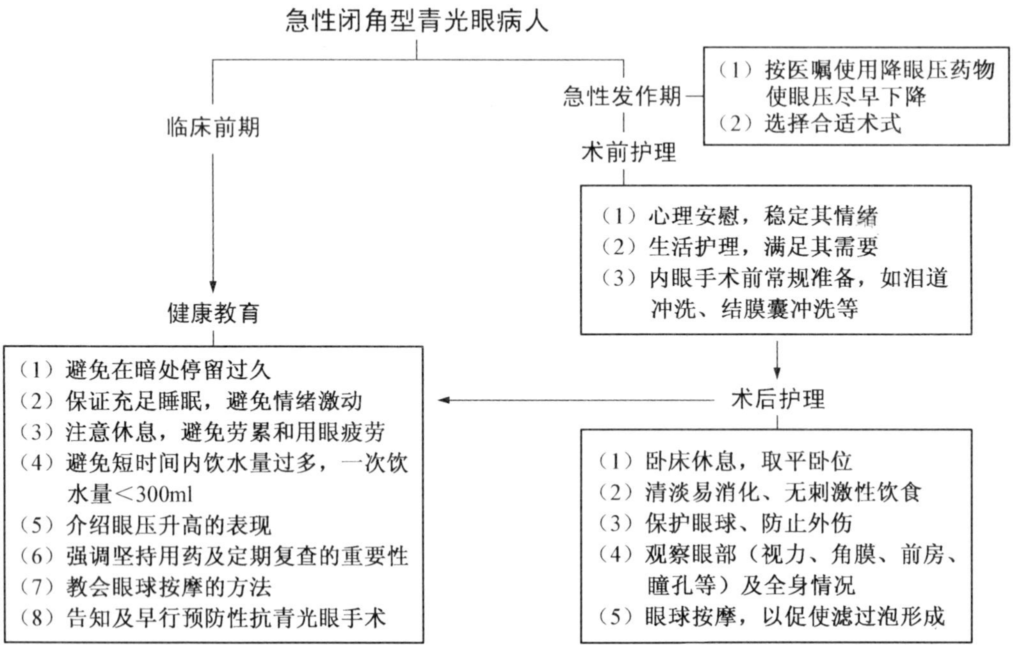

BEI JING ZHI SHI

背景知识

青光眼概述

青光眼(glaucoma)是一组以视神经凹陷性萎缩和视野缺损为共同特征的疾病，病理性眼压升高是其主要危险因素。青光眼视神经萎缩和视野缺损的发生和发展与眼压升高程度和视神经对压力损害的耐受性有关。青光眼是主要致盲目性眼病之一，有一定遗传倾向。在病人的直系亲属中，10%～15%的个体可能发生青光眼。青光眼失明后是不可能复明的，故早期诊断及治疗十分重要。

眼压是眼球内容物作用于眼球内壁的压力。正常人群中的眼压平均值为16mmHg(2.13kPa)，标准差为3mmHg(0.4kPa)。从统计学概念，将正常眼压定义在10～21mmHg，

24小时眼压差＜8mmHg(1.07kPa)，双眼眼压差＜5mmHg(0.67kPa)。临床上，部分病人眼压虽已超越统计学正常上限，但长期随访并不出现视神经、视野损害，称为高眼压症。部分病人眼压在正常范围，却发生了青光眼典型的视神经萎缩和视野缺损，称为正常眼压性青光眼。

正常眼压对维持正常视功能起着重要作用。眼压的稳定性主要通过房水的产生与排出之间动态平衡来维持。若房水的产生量相对不变，房水循环不畅，会引起眼压升高；若房水循环正常，房水产生量增加，也会引起眼压升高，大多数青光眼是因为房水外流阻力增高引起。

除了眼压之外，还有其他因素参与青光眼的发病。种族、年龄、屈光不正及家族史，以及任何可引起视神经供血不足的情况，如心血管疾病、糖尿病等都是青光眼的危险因素。

根据前房角形态、病因机制以及发病年龄，将青光眼分为原发性、继发性(见图4－11)和先天性(见图4－12)三大类。根据眼压升高时前房角的开放状态，原发性青光眼又分为闭角型青光眼和开角型青光眼。原发性闭角型青光眼分为急性闭角型青光眼、慢性闭角型青光眼。本书主要介绍急性闭角型青光眼和慢性开角型青光眼。

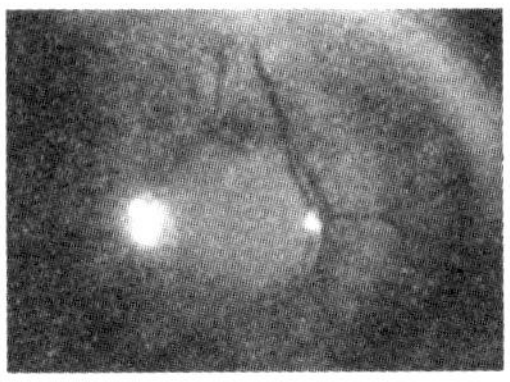

图4－11　新生血管性青光眼

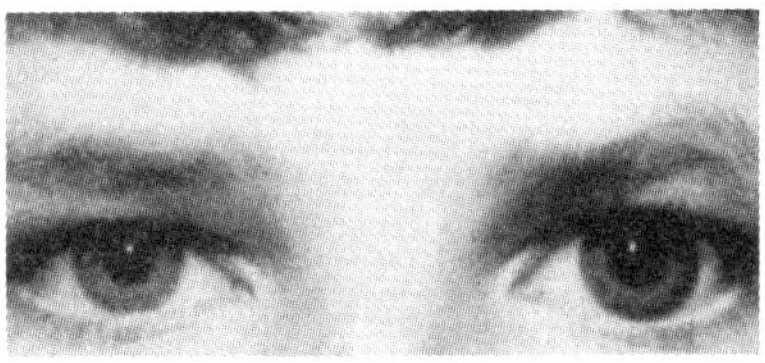

图4－12　先天性青光眼

急性闭角型青光眼

急性闭角型青光眼(acute angle closure glaucoma，ACG)是一种以眼压急剧升高并伴有相应症状和眼前段组织改变为特征的眼病，发病年龄多在50岁以上中老年人，男女之比约为1∶2，病人常有远视，双眼先后或同时发病，具有家族性、遗传性及双眼性特征。

一、病因与发病机制

病因尚未充分阐明。眼球局部的解剖结构变异，是本病的主要发病因素。这种具有遗传倾向的解剖变异包括眼轴变短、角膜较小、前房浅、房角狭窄，且晶状体较厚，位置相对靠前。由于虹膜与晶状体前表面接触紧密，房水通过瞳孔时阻力增加，后房压力相对高于前房，并推挤虹膜向前膨隆，使前房变浅，房角进一步变窄，形成了ACG的瞳孔阻滞机制。随着年龄增长，晶状体厚度增加，前房更浅，瞳孔阻滞加重，ACG发病率增高。情绪激动、暗室停留时间过长、局部或全身应用抗胆碱药物、长时间阅读、疲劳、暴饮暴食、气候突变是本病的常见诱因。

二、临床表现

典型的ACG有几个不同的临床阶段(分期)，不同的病期各有其特征。

1. 临床前期。当一眼急性发作被确诊后，另一眼只要具备浅前房、虹膜膨隆、房角狭窄等解剖特征，即使病人没有任何临床症状也可以诊断为 ACG 临床前期。

2. 先兆期。表现为反复多次的小发作，发作多出现在傍晚时分，突感雾视、虹视、视力下降及眼胀，眼压轻度升高，结膜稍充血或不充血，瞳孔稍散大。休息后自行缓解或消失。小发作缓解后，除具有特征性浅前房外，一般不留下永久性组织损害。

3. 急性发作期。表现为剧烈眼球胀痛、视力急剧下降，伴同侧头痛、恶心、呕吐等全身症状。检查有眼睑水肿，结膜混合充血，角膜水肿，前房浅，房角完全关闭，瞳孔散大呈竖椭圆形及眼压升高(见图 4－13)。高眼压缓解后，症状减轻或消失，眼前段常留下永久性组织损伤。如角膜后色素沉着、虹膜节段性萎缩及色素脱落、晶状体前囊下点状或片状灰白色混浊(青光眼斑)，称为三联征。

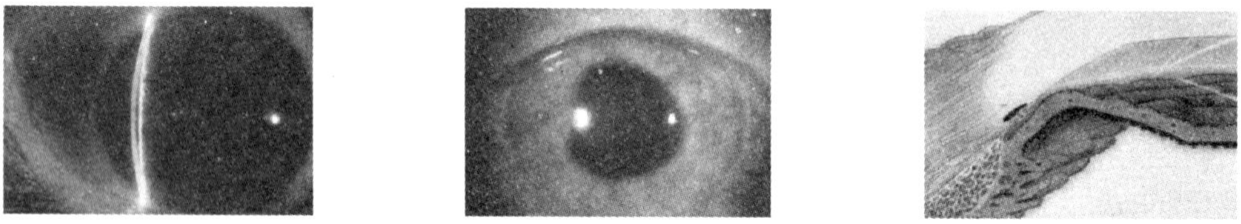

A 浅前房　　B 瞳孔散大　　C 房角关闭

图 4－13

4. 间歇期。指小发作后自行缓解，房角开放或大部分开放，小梁尚未遭受到严重损害，不用药或单用少量缩瞳剂眼压不再升高，但瞳孔阻滞的病理基础尚未解除，随时有再发作的可能。

5. 慢性期。急性大发作或多次小发作后，房角已有广泛粘连，小梁功能已遭受严重损害。临床表现为视力进行性下降，眼压中度升高，眼底可见视乳头苍白、凹陷扩大加深、屈膝状血管(称青光眼杯)(见图 4－14)，并有相应的视野缺损或管状视野(见图 4－15)。

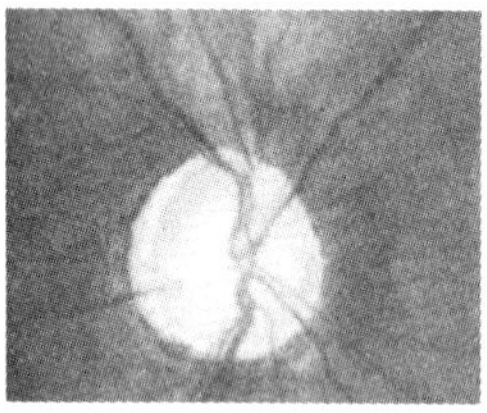

图 4－14　青光眼杯

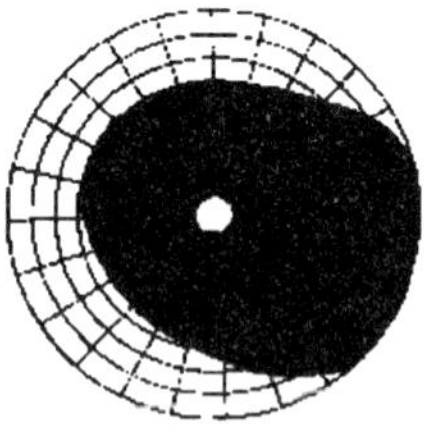

图 4－15　管状视野

6. 绝对期。指眼压持续升高，眼组织特别是视神经遭到严重破坏，视力已降至无光感，且无法挽救的晚期病例，有些病例可因眼压过高或角膜变性而剧烈疼痛。

三、治疗原则

1. 联合使用缩瞳剂、碳酸酐酶抑制剂或脱水剂等迅速降低眼压。

2. 眼压控制后考虑行手术治疗。早期病例(房角开放或粘连范围小于 1/3 周、眼压稳定在 21mmHg 以下)，行周边虹膜切开术或激光虹膜切开术。房角广泛粘连病例(应用 1% 毛果芸香碱眼药水眼压仍在 21mmHg 以上)，行滤过性手术。绝对期病例如有疼痛可行睫状体冷凝或内窥镜下睫状体光凝术或球后注射。临床前期病例如不予治疗，40％～80％病人在5～10年内可能急性发作。

3. 给予营养神经药物，进行视神经保护性治疗。

原发性开角型性青光眼

原发性开角型青光眼（primary open angle glaucoma，POAG），其特点为眼压虽然升高，房角始终是开放的，房水外流受阻于小梁网——Schlemm管系统。因其在高眼压状态下无充血，故又称慢性单纯性青光眼。POAG一般为双眼性，但通常双眼发病时间不一。

一、病因与发病机制

POAG病因尚未完全明了，可能与遗传有关。由于小梁网胶原纤维和弹性纤维变性，内皮细胞脱落或增生，小梁条索增厚，网眼变窄或闭塞等病理变化，阻滞房水外流，导致眼压升高。

二、临床表现

1. 发病隐匿，除少数病人在眼压升高时感到雾视、眼胀外，大多数病人无任何自觉症状，常常直到晚期，视功能遭受严重损害时才发觉。

2. 眼压早期表现为不稳定，有时可在正常范围。随着病情进展，眼压逐渐增高。

3. 检查：① 病人眼前段多无明显异常。② 视盘改变：视盘凹陷进行性扩大和加深，C/D＞0.6；视盘上下方局限性盘沿变窄；双眼凹陷不对称，C/D差值＞0.2；视盘上或盘周浅表线状出血；视网膜神经纤维层缺损等。③ 视野改变：早期的视野缺损表现为孤立的旁中心暗点和鼻侧阶梯，随着病情加重，可出现弓形暗点、周边视野向心性缩小、象限型或偏盲型缺损。发展到晚期，仅残存管状视野和颞侧视岛。④ 黄斑功能改变：表现为获得性色觉障碍、视觉对比敏感度下降、某些视觉电生理异常。

三、治疗原则

1. 药物治疗为主，选用缩瞳剂、β受体阻滞剂或碳酸酐酶抑制剂降低眼压。

2. 已有明显视乳头、视野改变时，滤过性手术可作为首选的治疗措施。

3. 给予营养神经药物，进行视神经保护性治疗。

能力训练

一、单项选择题

1. 治疗虹膜睫状体炎的首要措施是　（　　）

　A. 局部散瞳　B. 使用抗生素　C. 使用皮质类固醇　D. 使用免疫抑制剂

2. 慢性单纯性青光眼属于下列哪类青光眼　（　　）

　A. 先天性　B. 原发性　C. 继发性　D. 混合性

3. 慢性单纯性青光眼早期变化最明显的临床表现是 （ ）
A. 眼压升高 B. 中心视力下降 C. 中心视野改变 D. 周边视野改变
4. 年龄相关性皮质性白内障手术的最佳时期是 （ ）
A. 初发期 B. 未成熟期 C. 成熟期 D. 过熟期
5. 年龄相关性皮质性白内障何期容易诱发青光眼 （ ）
A. 初发期 B. 未成熟期 C. 成熟期 D. 过熟期
6. 检查晶体时若虹膜投影阴性，一般意味着该白内障已进入 （ ）
A. 初发期 B. 未成熟期 C. 成熟期 D. 过熟期
7. 眼痛一般不是下列哪种眼病的特点 （ ）
A. 青光眼 B. 角膜炎 C. 虹膜睫状体炎 D. 眼底出血
8. 下列哪种药物可以治疗急性闭角型青光眼大发作 （ ）
A. 静脉推注硫酸阿托品 B. 肌肉注射654-2(山莨菪碱)
C. 静脉滴注解痉灵(东莨菪碱) D. 局部滴用毛果芸香碱眼药水
9. 下列具有缩小瞳孔作用的眼药水是 （ ）
A. 双星明 B. 毛果云香碱 C. 噻吗心安 D. 白内停
10. 下列哪种疾病，手术是最主要的治疗手段 （ ）
A. 正常眼压性青光眼 B. 原发性急性或慢性闭角型青光眼
C. 高眼压症 D. 慢性单纯性青光眼
11. 以下哪项是闭角型青光眼大发作的表现 （ ）
A. 轻度头痛、眼胀、恶心、雾视、虹视，休息后自行缓解
B. 眼压正常，无自觉症状
C. 多无明显自觉症状，往往到晚期视力、视野有显著损害时才被发现
D. 眼痛伴有偏头痛，同时视力严重下降
12. 关于年龄相关性白内障，下列描述正确的是 （ ）
A. 人群流行病学调查发现其仅见于50岁以上的人群
B. 其发病率随着年龄增长而呈指数下降趋势
C. 一旦发现即应该积极进行药物治疗
D. 视力完全丧失是手术治疗的指征
13. 年龄相关性白内障常见的临床表现是 （ ）
A. 双眼复视
B. 夜间或者暗处视力下降
C. 眼部红肿疼痛
D. 视力逐渐减退、眼前出现阴影、屈光度改变
14. 年龄相关性白内障的发生与下列哪一因素有关 （ ）
A. 大剂量红外线或紫外线辐射 B. 长期应用激素
C. 糖尿病 D. 环境、营养、代谢和遗传等多种因素
15. 以下哪项手术方式具有伤口小、视力恢复好的特点 （ ）
A. 白内障囊内摘除术

B. 白内障超声乳化联合人工晶状体植入术
C. 单纯白内障囊外摘除术
D. 白内障囊外摘除术联合人工晶状体植入术

16. 绝对期青光眼是指 ( )
A. 房角已有广泛粘连
B. 眼压持续升高
C. 视力已降至无光感
D. 眼底可见视乳头苍白、凹陷扩大加深

二、填充题

1. 房水产生的部位是在__________________________________。
2. 前葡萄膜炎又称____________________________________。
3. 虹膜睫状体炎需与__________、__________、__________鉴别。
4. 正常眼压是________，24 小时眼压差________，两眼眼压差________。
5. 葡萄膜包括____________、____________、____________三部分。
6. 年龄相关性白内障(皮质性)病程分__________期、__________期、__________期、__________期。
7. 老年性白内障的临床特点是____________、________________。

三、简答题

1. 对急性闭角型青光眼病人如何进行健康宣教?
2. 简述急性闭角型青光眼急性发作期的临床表现。
3. 眼部滴用有毒性的眼药水时要注意什么?

四、病例讨论:

病例一: 患者，女性，49 岁，农民。因右眼红痛、视力急剧下降，伴右侧头痛、恶心、呕吐一天就诊。

1. 初步诊断结论是什么?
2. 估计病程已到哪一期?
3. 为尽快确诊，需行哪些检查?
4. 急救措施有哪些?

病例二: 患者，男性，71 岁，退休工人。因左眼无痛性视力渐降五年就诊。检查: 左眼视力指数/40cm，结膜无充血，角膜透明，前房清，晶状体混浊，内眼窥不清。

1. 初步诊断结论是什么?
2. 请拟治疗方案。
3. 护理措施有哪些?

(舒苏凤、许建平)

项目 5　屈光不正病人与老视者的护理

学习目标

知识目标

1. 了解正视眼、屈光不正、眼调节的概念。
2. 熟悉近视眼的临床特征、治疗方法。
3. 了解远视眼的临床特征。
4. 理解老视的原因、临床特征、配镜原则。

能力目标

1. 会测视力(远、近)。
2. 会初步插片验光。

XIANG GUAN GAI NIAN

相关概念

一、眼球光学

眼球屈光系统的组成：眼屈光系统由角膜、房水、晶状体、玻璃体组成。其中最主要的屈光成分是角膜和晶状体，角膜屈光力约为 43D，晶状体约为 19D。眼轴长度约为 24mm。

二、眼的调节与集合

1. 眼的调节。人眼为看清近物而改变眼的屈光力的功能。

2. 调节幅度与年龄。青少年调节力强，随着年龄增长，调节力逐渐减退而出现老视。

3. 调节、集合与瞳孔反应。产生调节的同时引起双眼内转、瞳孔缩小。

三、正视与屈光不正

当眼调节静止时，平行光线经眼的屈光系统后，恰好在视网膜黄斑中心凹聚焦，这种屈光状态称为正视(见图 5-1)。若不能在视网膜黄斑中心凹聚焦，将不能产生清晰像，称为非正视或屈光不正。屈光不正包括近视、远视、散光(见图 5-2)。

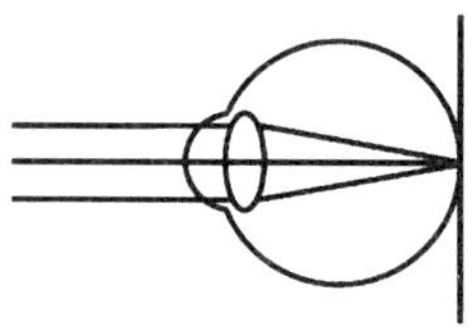

图 5-1　正视

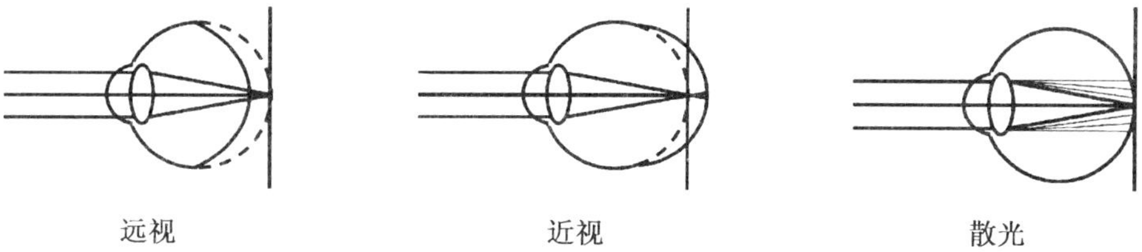

图 5－2　屈光不正

(一) 正确检测远、近视力(详见眼部检查法)

(二) 电脑验光仪的使用

1. 工作衣帽整洁，洗手。

2. 向病人或家属做好解释。

3. 用酒精棉球擦拭颌托头架。

4. 病人取端坐位安置头部于颌托头架上，前额必须紧靠头架，嘱患者精神放松尽量睁大睑裂，注视仪器内的图像。

5. 操作者调整仪器的操纵杆，通过屏幕观察使之显示最清晰的图像，瞄准靶圈之内，轻轻按下触发器，显示屏上即显示屈光度。

6. 连续测量三次，记录其平均值。

7. 如显示屏数据偏差较大，应多次测量取平均值，当显示屏不出数据时，应查看患者位置是否正确。

8. 打印结果，并告知初步结果。

(三) 初步插片验光

根据电脑验光的屈光度和瞳距，选择合适的镜架、镜片(球镜片和/或柱镜片)给患者试戴，检查矫正视力。

任务1　远视病人的护理

病例导入

患者，男性，5 岁。主诉(父母)：幼儿园体检时发现双眼视力差。检查：视力右眼 4.5，左眼 4.0，阿托品散瞳后验光结果：右眼＋6.25DS→4.5^{+}，左眼＋8.25DS→4.2。初步诊断：双眼远视、弱视。诊断依据：

1. 患者为男性，5 岁；

2. 体检时发现双眼视力差；

3. 检查：视力右眼 4.5，左眼 4.0，阿托品散瞳后验光结果：右眼＋6.25DS→4.5^{+}，左眼＋8.25DS→4.2。

工作过程

一、护理诊断

1. 知识缺乏。不重视小孩的早期视力检查及缺乏正确的配戴眼镜知识。

2. 感知改变。与远视、弱视程度有关。

二、护理目标

1. 使患者家长了解配戴眼镜的知识，并督促患儿坚持戴镜。
2. 通过配戴眼镜提高远视力、消除弱视。

三、护理措施

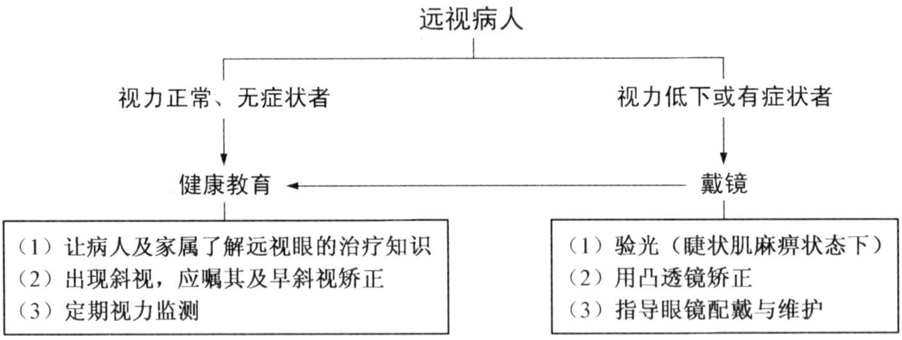

BEI JING ZHI SHI

背景知识

远视眼(hyperopia)是指当眼的调节静止时，平行光线经眼的屈光系统后，聚焦在视网膜之后(见图 5－2)。典型的远视眼视远不清，视近更不清。远视眼程度按度数可分为：轻度(＜＋3.00D)、中度(＋3.00D～＋5.00D)、高度(＞＋5.00D)。

一、病因与发病机制

1. 轴性远视。指眼的屈光力正常，眼球前后径较正常人短，为远视中最常见的原因。正常人出生时约有 2D～3D 远视，在生长发育过程中，慢慢减少，约到青春期才变为正视。如因发育原因，眼轴不能达到正常长度，即成为轴性远视。

2. 屈光性远视。指眼球前后径正常，由于眼的屈光力较弱所致。其原因有：角膜或晶状体弯曲度降低，如扁平角膜、晶状体全脱位或无晶状体眼。

二、临床表现

1. 视疲劳。这是远视病人的重要症状，表现为视近物时模糊、头痛、眼球胀痛、眉弓部胀痛、畏光、流泪等。闭目休息后，症状减轻或消失。这是由于长时间近距离工作，眼调节过度而产生，多见于高度远视和35岁以上病人。当小于6岁时，轻、中度远视无任何症状。

2. 视力。因屈光度、调节力不等，视力下降程度亦有差别：① 远、近视力均好，轻度远视青少年，由于其调节力强，视力可无影响；② 远视力好，近视力差，见于远视程度较高，或因年龄增加而调节力减弱者；③ 远、近视力均差，见于高度远视，极度使用调节仍不能代偿。

3. 内斜视。远视程度较重的幼儿，常因过度使用调节，伴过度集合，易诱发内斜视。看近处小目标时，内斜加重，称调节性内斜视。如内斜持续存在，可产生斜视性弱视。

4. 眼底。视乳头较正常小而色红，边界较模糊，稍隆起，类似视乳头炎，但矫正视力正常，视野无改变，长期观察眼底像不变，称假性视乳头炎。

三、治疗原则

远视用凸透镜矫正。轻度远视是生理现象，一般无需配镜。若伴内斜、远视程度高、视疲劳、弱视时，则需配镜矫正。内斜视者应予全矫正。

任务2　近视病人的护理

病例导入

患者，男性，11岁。主诉：双眼远距离视物模糊、眯眼两年。检查：视力右眼4.5，左眼4.6，近视力检查正常。电脑验光：右眼－2.50DS/－0.25DC@167，左眼－2.00DS/－0.25DC@150。阿托品散瞳后验光结果：右眼－2.00DS→5.1，左眼－1.75DS→5.1。初步诊断：双眼近视。诊断依据：

1. 患者为男性，11岁；
2. 双眼远距离视物模糊、眯眼两年；
3. 检查：视力右眼4.5，左眼4.6，近视力检查正常。电脑验光：右眼－2.50DS/－0.25DC@167，左眼－2.00 DS/－0.25DC@150。阿托品散瞳后验光结果：右眼－2.00DS→5.1，左眼－1.75DS→5.1。

工作过程

一、护理诊断

1. 知识缺乏。缺乏近视眼相关防治知识。

2. 疼痛。与视疲劳有关。

3. 感知改变。远视力下降。

二、护理目标

1. 了解近视眼相关防治知识与配戴维护眼镜知识。
2. 通过配戴眼镜提高远视力。

三、护理措施

近视病人 → 医学验光 → 配戴框架眼镜或角膜接触镜

近视病人 → 近视激光手术 → 术前护理与准备

（1）年龄满18周岁以上，最近两年屈光度稳定
（2）配戴隐形眼镜者，手术前检查须在停戴48～72小时后进行；长期配戴者须停戴1～2周；配戴硬镜者须停戴2～3周
（3）冲洗结膜囊和泪道，如发现感染灶要先治疗后再进行手术。按医嘱滴用抗生素眼药水
（4）注意充分休息，以免眼调节痉挛
（5）全面的眼部检查，包括视力、屈光度、眼前段、眼底、瞳孔直径、眼压、角膜地形图、角膜厚度和眼轴测量、像差检查等

↓

术后护理与健康教育

（1）术后可能会出现术眼短暂疼痛、流泪、异物感，属正常反应
（2）1周内避免洗头、不要揉眼睛、尽量避免看书报、上网等
（3）外出戴太阳镜，避免碰伤眼部
（4）按时复查，术后1日、1周、1月、3月、6月、1年、2年及时回院复查
（5）遵医嘱用药，如出现眼睛红痛、眼前黑点、暗影飘动、突然视力下降，应立即来院复查

BEI JING ZHI SHI

背景知识

近视眼(myopia)是指在眼的调节静止状态下，平行光线经眼球屈光系统后聚焦在视网膜之前(见图 5－2)。典型的近视眼远距视物模糊，近距清晰。近视眼程度按度数可分为三类：轻度(＜－3.00D)、中度(－3.00～－6.00D)、高度(＞－6.00D)。

一、病因与分类

(一) 原因

近视眼的原因还未明确，可能与以下因素有关。

1. 遗传因素。高度近视可能为常染色体隐性遗传。中低度近视可能为多因子遗传：既服从遗传规律又有环境因素参与，而以环境因素为主。

2. 发育因素。婴幼儿时期眼球较小，为生理性远视，随着年龄增长，眼球各屈光成分协

调生长，逐步变为正视。如眼轴过度发育，即成为轴性近视。

3. 环境因素。主要与长时间近距离阅读、用眼卫生不当有关。此外，大气污染、微量元素的不足、营养成分的失调和教具不符合学生的人体工程力学要求等也是形成近视的诱发因素。

（二）分类

1. 根据病因，近视眼分为以下两类：

（1）轴性近视：眼的屈光力正常，眼球前后径较正常人长所致。眼轴每延长 1mm，可增加 3D 的近视。高度近视多为轴性近视。

（2）屈光性近视：眼球前后径正常，眼的屈光力较强所致。常见的原因有：① 角膜弯曲度增大，如圆锥角膜；② 晶状体弯曲度增大，如球形晶状体；③ 屈光指数的增加，如年龄相关性白内障膨胀期和糖尿病时突然发生的近视；④ 睫状肌调节痉挛。

2. 根据是否参与调节作用，近视眼分为以下两类：

（1）调节性近视：指长时间近距离读写，导致睫状肌痉挛，调节过度而引起的近视，又称假性近视。

（2）真性近视：占近视眼的大多数，使用散瞳剂后，近视屈光度未降低。

真假近视鉴别（散瞳法）：首先，查视力；其次，散瞳（1%阿托品眼药水，每天三次连续三天或每天一次连续七天）；最后，再查视力，结果分析如下：① 视力提高至正常（5.0），假性近视；② 视力无提高或下降，真性近视；③ 视力提高，但未至正常（5.0），混合性近视。

二、临床表现

1. 视力。近视最突出的症状是远视力下降，但近视力正常（眼底和玻璃体发生变性者除外）。

2. 视疲劳和外斜视。这是调节与集合平衡失调的结果。为使调节与集合间固有的不平衡能够维持暂时的平衡，故容易产生视疲劳。看近时不用或少用调节，造成平衡紊乱即产生眼位变化，表现出外隐斜和外斜视，斜视眼为近视屈光度较高的眼。

3. 眼球。眼球前后径变长，多见于高度近视，属轴性近视。

4. 眼底。高度近视可引起眼底退行性变化，如豹纹状眼底、近视弧形斑、脉络膜萎缩甚至巩膜后葡萄肿、黄斑出血等变化。周边部视网膜可出现格子样变性和产生视网膜裂孔，增加视网膜脱离的危险。

5. 并发症。玻璃体异常（液化、混浊、后脱离等）、视网膜脱离、青光眼、白内障等，以高度近视者多见。

三、治疗原则

（一）屈光矫正方法

1. 框架眼镜是最常用和最好的方法，镜片选择以获得最佳视力的最低度数的凹透镜为宜。

2. 角膜接触镜（隐形眼镜）可以增加视野，减少两眼像差，并有较佳的美容效果。根据材料不同可分为：① 软镜；② 硬镜，常用有硬性透氧性接触镜（RGP）、角膜塑形镜（OK），也是高透氧性硬镜，但必须严格规范验配。

角膜接触镜的护理要注意：① 养成良好的卫生习惯；② 避免超时配戴和过度配戴；

③ 定时复查，如有异物感、灼痛感马上停戴；④ 定期更换镜片；⑤ 游泳时或低氧环境下不能戴镜片。

(二) 目前屈光手术治疗的方法

1. 角膜屈光手术分为非激光与激光手术。非激光手术包括放射状角膜切开术(RK)、表面角膜镜片术、角膜基质环植入术。激光手术包括准分子激光屈光性角膜切削术(PRK)、准分子激光角膜原位磨镶术(LASIK)、准分子激光角膜上皮瓣原位磨镶术(LASEK)。近来推出飞秒激光制作角膜瓣，使 LASIK 手术更安全、更精确，适合更多近视患者，但价格较昂贵。

2. 眼内屈光手术。目前已开展的手术治疗方法有白内障摘除联合人工晶体植入术、透明晶状体摘除联合人工晶体植入术、有晶状体眼人工晶体植入术。

3. 巩膜屈光手术。如后巩膜加固术、巩膜扩张术等。

任务3 散光病人的护理

病例导入

患者，男性，5岁。主诉(父母)：一周前幼儿园体检时发现双眼视力差，眼球外斜。检查视力不配合，阿托品散瞳后验光结果：右眼＋2.00DS/－4.00DC @7，左眼＋1.50DS/－3.75DC @177。初步诊断：双眼散光。诊断依据：

1. 患者为男性，5岁；

2. 发现双眼视力差、眼球外斜一周；

3. 检查视力不配合，阿托品散瞳后验光结果：右眼＋2.00DS/－4.00DC @7，左眼＋1.50DS/－3.75DC @177。

工作过程

一、护理诊断

1. 知识缺乏。缺乏散光产生原因与正确配戴眼镜的知识。

2. 感知改变。视力下降与散光有关。

二、护理目标

1. 使患者家长了解散光产生的原因与配戴眼镜的知识，并督促患儿坚持戴镜。

2. 戴镜后能提高视力。

三、护理措施

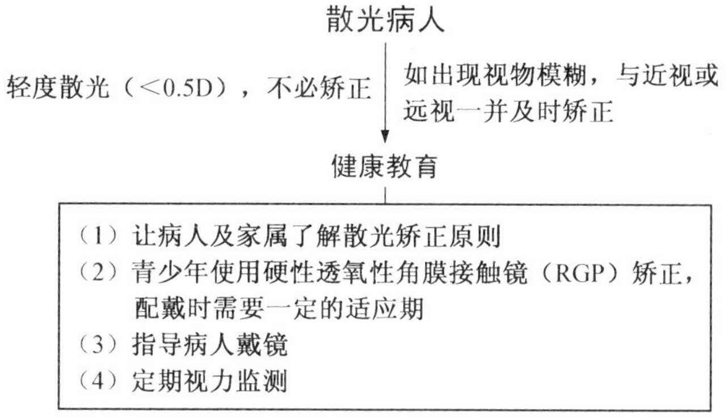

BEI JING ZHI SHI

背景知识

散光(astigmatism)是由于眼球在各径线(子午线)上屈光力不等,形成两条焦线,从而使外界光线不能在视网膜上形成清晰物像的一种屈光不正现象(见图5-2)。

一、病因与发病机制

最常见的原因是由于角膜或晶状体各径线的曲率半径大小不一致,通常以水平及垂直两个主经线的曲率半径相差最大。

根据屈光径线的规则性,可分为规则散光和不规则散光两种类型。

1. 规则散光。这是指屈光度最大和最小的两条主子午线方向相互垂直,用圆柱镜可以矫正,是最常见的散光类型。根据子午线的屈光状态,规则散光又可分为五种:单纯远视散光、单纯近视散光、复性远视散光、复性近视散光和混合散光。另外,规则散光也可分为顺规散光、逆规散光和斜向散光。

2. 不规则散光。这是指最大和最小屈光力主子午线互相不垂直,如圆锥角膜及角膜瘢痕等,用圆柱镜无法矫正。

散光对视力影响取决于散光的度数和轴性。散光度数越高或斜向散光对视力影响越大,逆规散光比顺规散光对视力影响大。

二、临床表现

1. 视力。因散光的度数和轴位不同,视力下降的程度也不同。低度散光视力影响不大;高度散光,看远及看近均不清楚,似有重影。

2. 视疲劳。头痛、眼胀、流泪、看近物不能持久,单眼复视,视力不稳定,看书错行等。

3. 眯眼。以针孔或裂隙作用来减少散光。散光眯眼与近视眯眼不同的是,散光看远看近均眯眼,而近视仅在看远时眯眼。

4. 代偿头位。利用头位倾斜和斜颈等自我调节,以求得较清晰的视力。

5. 散光性弱视。幼年时期的高度散光易引起弱视。

6. 眼底。眼底检查有时可见视盘成垂直椭圆形，边缘模糊，不能很清晰地看清整个眼底。

三、治疗原则

影响视力时应矫正，规则散光可戴圆柱镜片矫正，不规则散光可试用硬性透氧性角膜接触镜(RGP)矫正。准分子激光屈光性角膜手术可以矫正散光。

任务4　老视者的护理

病例导入

患者，男性，48岁。主诉：工作到下午时出现眼痛、眼胀、头昏、阅读困难半年，并逐渐加重。检查：视力右眼5.2，左眼5.1。近视力右眼4.3/33cm，左眼4.3/33cm。验光结果：右眼＋1.75DS→5.0/33cm，左眼＋1.75DS→5.0/33cm，戴镜后阅读距离舒适，上述症状消失。初步诊断：双眼老视。诊断依据：

1. 患者为男性，48岁；
2. 出现阅读困难症状半年，并逐渐加重；
3. 检查：视力右眼5.2，左眼5.1。近视力右眼4.3/33cm，左眼4.3/33cm。验光结果：右眼＋1.75DS→5.0/33cm，左眼＋1.75DS→5.0/33cm，戴镜后阅读距离舒适，上述症状消失。

工作过程

一、护理诊断

1. 感知改变。视近物模糊、视疲劳与生理性调节力减弱有关。

2. 知识缺乏。缺乏老视发生、治疗的相关知识。

二、护理目标

1. 戴镜后使阅读距离舒适、视疲劳症状消失。
2. 熟悉老视的相关知识。

三、护理措施

老视者

↓

(1) 解释工作
(2) 选择合适的镜片（单光片、双光片、渐变多焦点镜片）
(3) 戴近用的凸透镜，一般规律是：
①原正视眼者，45岁配戴+1.00DS；50岁配戴+1.50DS；60岁配戴+2.50DS
②原非正视眼者，所需戴老视眼镜的屈光度为上述年龄所需的屈光度与原有屈光度的代数和

BEI JING ZHI SHI

背景知识

老视(presbyopia)又称老花，是一种生理现象，一般出现在40～45岁左右。随着年龄增长，出现近距离阅读或工作感觉困难的现象。这种由于年龄增长所致的生理性调节减弱称为老视。

一、病因与发病机制

随着年龄增长，晶状体核逐渐硬化，弹性减弱，睫状肌功能逐渐减弱，因而调节力变小，近点逐渐远移，近视力愈来愈低，这是一种由于年龄所致的生理性调节力减弱现象。在人的早期，人眼的调节力是很大的，约15～25D，随着年龄的增大调节力逐渐下降，每年大约减少0.2～0.4D的调节量，这样人到了40岁左右，眼睛的调节力已不足舒适地完成近距的工作。人的最小调节幅度＝15－0.25×年龄，所使用的调节力少于所拥有的调节幅度一半以下时，眼睛才感觉舒适并能持久注视。

二、临床表现

1. 视近物困难。初期近点逐渐远移，常将注视目标放得远些才能看清。在光线弱的环境下，近视力更差。随着年龄增长，虽然将注视目标尽量放远，也无法看清。

2. 视疲劳。视近物时头痛、眼胀、流泪、不能持久，单眼复视，视力不稳定，看书错行等。

三、治疗原则

配戴凸透镜。一般45岁配戴+1.00D，以后每五年增加0.50D。

能力训练

一、单项选择题

1. 正常视力是指　（　　）

A. 4.8　　B. 5.0　　C. 5.2　　D. ≥5.0

2. 有关近视眼的说法，下列观点错的是　（　　）
A. 视远模糊视近清楚　B. 多数伴有内斜视
C. 眼底可呈现豹纹状　D. 可手术治疗
3. 阅读时(40cm 距离)眼所用的调节力是　（　　）
A. 4D　B. 3D　C. 2.5D　D. 2D
4. 屈光不正不包括下列哪项　（　　）
A. 近视　B. 远视　C. 老视　D. 散光
5. 复性近视散光是指下列哪项　（　　）
A. －2.50DS/－0.25DCX167　B. －2.50DS
C. ＋2.50DS/＋0.25DCX167　D. ＋2.50DS
6. 下列哪项不参与眼的屈光系统的组成　（　　）
A. 角膜　B. 房水　C. 晶体　D. 视网膜
7. 视近反射不包括下列哪项　（　　）
A. 缩瞳　B. 调节　C. 辐揍　D. 睁眼
8. 某人视力：右眼 4.5，左眼 4.6，近视力：右眼 5.0/15cm，左眼 5.0/20cm。该病人患何病可能性较大？　（　　）
A. 近视　B. 远视　C. 老视　D. 弱视

二、填充题

1. 近视有____________、____________两类。
2. 近视的矫治方法包括____________、____________、____________等。
3. 近视的最佳矫正方法是________________________。

三、简答题

1. 近视的护理诊断有哪些？
2. 如何做好近视激光手术病人的术前、术后护理与健康教育？

四、病例讨论：

病例一：患者，女性，48 岁，营业员。主诉：看近物时头痛、眼胀、流泪不能持久近一年，否认有近视病史。

1. 进一步检查哪些项目？
2. 初步诊断结论是什么？
3. 可采取哪些治疗方案？

病例二：患者，女性，20 岁，口腔医生。主诉：双眼视力差五年。发病过程中无眼红、眼痛及眼外伤等病史。检查：视力右眼 4.3，左眼 4.5，近视力右眼 5.0/20cm，左眼 5.0/20cm。

1. 初步诊断结论是什么？
2. 还需要检查什么？
3. 建议如何处理较好，并说明理由。

（包英俊）

项目 6　斜视、弱视、低视力病人的护理

学习目标

知识目标

1. 了解共同性斜视与非共同性斜视的不同点。
2. 了解弱视的概念、临床特点。
3. 了解低视力的概念。
4. 熟悉低视力与盲目的分级标准。

能力目标

1. 会训练指导弱视病人。
2. 会低视力病人的视力检查。
3. 会内、外斜视的观察与判断。

XIANG GUAN JIE POU YU SHENG LI

相关解剖与生理

眼球依靠眼外肌的收缩和松弛产生协调的运动。两眼各有四条直肌、两条斜肌。每一眼肌的具体作用取决于眼球在某运动空间的运动方向。双眼向正前方平直注视时的眼位称为原眼位或第一眼位，此时眼肌的主要动作称为主要作用，其次要动作称为次要作用（见表 6－1）。

1. 外直肌。起源于眶尖，沿眼眶外壁内侧向前行进，附着在距角膜缘 6.9mm 处的巩膜上。肌肉全长 46mm，它的肌腱较长，约 8.8mm。外直肌由外展神经支配。

2. 内直肌。直肌中最肥大、力量最强的眼外肌，全长约 41mm，起源于眶尖端，附着于鼻侧角膜缘外 5.5mm 处的巩膜上。内直肌由动眼神经支配。

3. 上直肌。起源于眶尖端的肌环处，向前、向上、稍向颞侧伸展，经过赤道部时它跨过上斜肌，附着在角膜上缘后 7.7mm 的巩膜上。上直肌由动眼神经支配。

4. 下直肌。起自眶尖端，向前、向下、向外进行，附着于角膜下缘外 6.5mm 处的巩膜上，其全长约为 40mm。下直肌由动眼神经支配。

5. 上斜肌。起源于眶尖端，顺着眶顶与内侧眶壁之间的内上角向前，穿过滑车向后、向外转折，经过上直肌的下面，附着于眼球赤道部后边颞上象限的巩膜上。肌肉全长约 60mm。上斜肌受滑车神经支配。

6. 下斜肌。起源于眶底的鼻下方，在眶缘内下角后面的凹陷处由此向后及向外上方伸展，在下直肌的下面经过，附着于眼球后部外下象限的巩膜上。下斜肌由动眼神经支配。

表 6－1　眼外肌的神经支配与运动功能

眼外肌	主要作用	次要作用	神经支配
内直肌	内转	无	动眼神经
外直肌	外转	无	外展神经
上直肌	上转	内转、内旋	动眼神经
下直肌	下转	内转、外旋	动眼神经
上斜肌	内旋	下转、外转	滑车神经
下斜肌	外旋	上转、外转	动眼神经

任务 1　斜视病人的护理

病例导入

患者，男性，11 岁。主诉(父母)：患儿自幼双眼呈“斗鸡眼”；足月顺产、否认有家族史、外伤史；发病以来无眼胀、眼痛、视物模糊、双影，也未曾就医过。检查：视力右眼 5.0，左眼 5.2，双眼结膜无充血，角膜透明，前房清，眼球活动自如，向正前方注视(第一眼位)时，右眼球向内偏斜，角膜映光点在外侧虹膜中间，头位正常(见图 6－1)。初步诊断：右眼共同性内斜视(25°)。诊断依据：

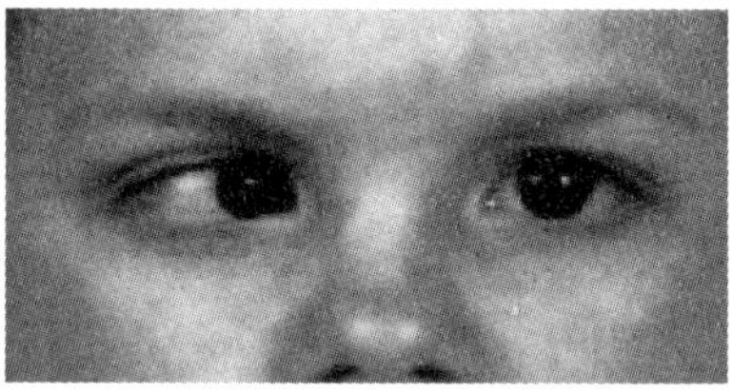

图 6－1　右眼内斜视

1. 患者为男性，11 岁；
2. 自幼双眼呈“斗鸡眼”、无复视；
3. 右眼球向内偏斜，角膜映光点在外侧虹膜中间，眼球活动自如，头位正常。

工作过程

一、护理诊断

1. 自我形象紊乱。由于眼位偏斜，面容受影响引起。

2. 知识缺乏。缺乏斜视康复、治疗知识。

二、护理目标

1. 矫正眼位。
2. 了解有关斜视治疗与护理知识，并积极配合治疗。

三、护理措施

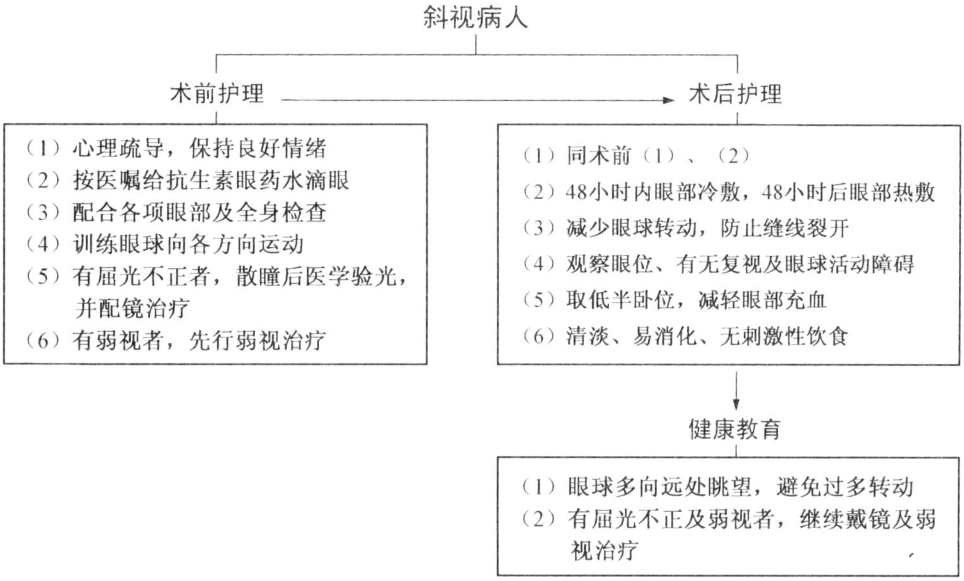

BEI JING ZHI SHI

背景知识

斜视（strabismus）是指两眼不能同时注视目标，一眼注视目标时另一眼偏离目标，表现眼位不正，多为眼外肌或支配眼外肌的神经功能异常所致。根据病因分为共同性斜视和麻痹性斜视。

共同性斜视

共同性斜视（concomitant strabismus）是指双眼轴分离，并且在向各方向注视时，偏斜度均相同的一类斜视。

一、病因与类型

病因较复杂，目前认为由于解剖异常、神经支配异常、双眼反射异常、屈光不正引起调节与集合失衡，融合功能缺陷引起，部分病人与遗传有关。

目前的分类方法有：① 按视轴的偏斜方向，分为水平性斜视（内、外斜视）及垂直性斜视（上、下斜视）；② 按注视眼的性质，分为单侧性或交替性；③ 按斜视发生的状态，可分为间歇性或恒定性。

二、临床表现

1. 双眼一眼偏斜。

2. 双眼眼球运动基本正常。

3. 双眼向各方向注视时，斜视角皆相等，即第一斜视角（健眼固视时，斜视眼的偏斜角度）与第二斜视角（斜视眼固视时，健眼偏斜的角度）相等。

4. 无复视，亦无代偿头位。

5. 在散瞳下进行屈光检查，常发现斜视病人有屈光不正和弱视。

6. 斜视角测量与双眼视功能检查，部分病人有异常视网膜对应。

三、治疗原则

1. 矫正屈光不正。

2. 治疗弱视，进行正位视觉训练。

3. 等弱视治疗完成、双眼视力平衡后行斜视矫正术。

麻痹性斜视

麻痹性斜视（paralytic strabismus）是指由于一条或多条眼外肌麻痹或运动受限而致的眼位偏斜，又称为非共同性斜视。它与共同性斜视的主要鉴别点在于是否有眼球运动障碍，即眼外肌是否有麻痹或部分麻痹。

一、病因与发病机制

麻痹性斜视可能发病因素有：

1. 神经因素。支配眼外肌的神经因炎症、外伤、肿瘤压迫等原因引起麻痹。

2. 肌性因素。先天性眼外肌发育异常、重症肌无力眼型或眼眶壁骨折使眼外肌直接受损伤等。

3. 代谢性、血管性退行性病变。如糖尿病、动脉硬化、多发硬化等引起的麻痹。

二、临床表现

1. 眼球运动受限且向麻痹肌正常作用方向的对侧偏斜。第二斜视角大于第一斜视角。

2. 复视。病史短者可出现复视，伴头晕、恶心和呕吐等症状，遮盖一眼，症状可消失；先天性眼外肌麻痹已经适应，无复视症状。

3. 代偿头位（眼性斜颈）为避免或减轻复视的干扰，尽量不使用麻痹肌，头向麻痹肌作用方向偏斜，使之直视时在尽可能大的视野内不发生复视。遮盖一眼则代偿头位消失。

三、治疗原则

1. 病因治疗。

2. 支持疗法。给予维生素 B1、维生素 B2、维生素 C，针灸及理疗。
3. 如暂时不能消除复视，可行遮盖疗法，最好遮盖健眼。
4. 六个月后尚未恢复者可行手术矫正。

任务 2　弱视病人的护理

病例导入

患者，男性，7 岁。主诉（父母）：发现左眼视物模糊半年。否认有眼部外伤史。检查：视力右眼 4.9、左眼 4.2；矫正视力右眼 5.0（+0.50DS）、左眼 4.7（+3.50DS）；双眼结膜无充血，角膜透明，前房清，瞳孔正圆，晶状体、玻璃体透明，眼底正常。初步诊断：双眼屈光不正（远视）、左眼弱视。诊断依据：

1. 患者为男性，7 岁；
2. 发现左眼视物模糊半年；
3. 检查：视力右眼 4.9、左眼 4.2；矫正视力右眼 5.0（+0.50DS）、左眼 4.7（+3.50DS）。

工作过程

一、护理诊断

1. 感知改变。由于远视、弱视引起。
2. 知识缺乏。缺乏弱视的防治知识。
3. 潜在并发症。遮盖性弱视与遮盖过度有关。

二、护理目标

1. 提高视力，矫正弱视，建立高级视功能。
2. 家属及患儿获得本疾病相关知识。
3. 无遮盖性弱视发生。

三、护理措施

弱视病人

↓

指导纠正性措施

遮盖疗法（主要）　后像疗法　压抑疗法　视觉刺激疗法　红色滤光胶片疗法

↓

健康宣教

（1）解释弱视治疗的长期性与早期治疗的效果
（2）强调遮盖疗法时的注意事项，遮盖比例遵医嘱
（3）心理疏导，尤其遮盖疗法改变了患儿形象
（4）评估病人的弱视训练遵医行为、疗效
（5）加强视力监测，每周一次
（6）强调弱视训练中的安全问题
（7）定期随访，随访时间一般为三年

BEI JING ZHI SHI

背景知识

眼部无明显器质性病变，而矫正视力低于4.9者称为弱视(amblyopia)。该病是儿童较为常见的眼病，在青少年人群中的患病率约占2%～4%，通常为单侧，也有双侧的，是一种可治疗的视力缺陷疾病。幼儿时可通过视力筛查发现，如发现早，治疗及时可以痊愈。通常能在5岁前开始治疗，效果最好，10岁以后效果相对较差。

一、病因与类型

按发病机制的不同，弱视一般可分为以下几种。

1. 斜视性弱视。儿童期患共同性斜视者可能发生为弱视，因为双眼不能同时对同一物体协同聚集。由于儿童的大脑比较容易调整和适应，它会抑制一眼获得的比较模糊图像，干扰大脑的视觉发育，造成该眼视力下降，即发生弱视。

2. 屈光性弱视。屈光参差可以导致弱视，屈光不正程度较低的眼提供相对较清晰的视网膜像，大脑选择该眼的像，而抑制另一屈光不正度数高的眼的模糊像，造成该眼弱视。严重的屈光不正者尤其是远视眼，在儿童期或学龄期未矫正，使所成的像不能清晰聚集于黄斑中心凹，造成视觉发育的抑制，而形成双眼弱视。

3. 形觉剥夺性和遮盖性弱视。主要原因是眼球屈光介质混浊或不透明，如白内障、角膜病变及严重的上睑下垂等，限制了充分的视觉感知输入，扰乱了视觉发育。婴幼儿时期，为治疗眼病而毫无警惕地遮盖一只眼，也能引起此类弱视。

4. 先天性弱视。如新生儿视网膜眼底病变、眼球震颤等。

二、临床表现

（一）视力低下

屈光矫正后视力在<4.9～4.8者为轻度弱视，4.3～4.7者为中度弱视，<4.3者为重度弱视。

（二）视力检测

1. 2岁以内婴幼儿。用以下两种临床估计视力法：① 观察法，如先后交替遮盖患儿一只眼，观察和比较他的反应。若无弱视，遮盖一眼，另一眼都能保持中心注视，并且头位基本不动。若一眼弱视，当健眼被遮盖时，会表现出反抗行为。也可观察眼位运动，通过移动一个有趣的注视目标，观测眼睛是否随目标移动。② 视动性眼震颤方法，利用能旋转的黑色条纹的眼震鼓，观察眼动状态。

2. 2～4岁儿童。用图形视力表或E视力表检测。对成行排列的视标的分辨力较单个视标差是弱视的特点之一，此即拥挤现象。

3. 5岁以上儿童。与成人一样，用E视力表检测。

三、治疗原则

弱视治疗的关键及疗效取决于开始治疗的时间、弱视程度和对治疗的依从性等。年龄越小，治疗效果越好。6岁以下弱视儿童的治愈率高而且疗效容易巩固，一般15岁以上的病人治疗难以奏效，故治疗应及早进行。目前弱视治疗最主要和最有效的方法是遮盖视力较好眼，强迫弱视眼注视，并积极治疗原发病。

1. 病因治疗，如对屈光不正性弱视，应配戴眼镜矫正。
2. 根据病情，选择遮盖疗法、后像疗法、视觉刺激疗法、穿珠训练等。
3. 压抑疗法，用阿托品眼药水对健眼散瞳，可以治疗相对轻微或远视造成的弱视。

任务3　低视力病人的护理

病例导入

患者，男性，40岁。主诉：左眼外伤后失明三个月。三个月前工作中不慎硫酸溅入左眼，在当地住院治疗，但效果不好。右眼自幼失明（原因不详）。体检：视力右眼无光感，左眼4.1，左眼睑球轻度粘连，眼球活动轻度受限，结膜充血，角膜混浊，新生血管长入，内眼窥不清。右眼球变小，结膜充血，角膜重度混浊，指测眼压T_{-2}。初步诊断：左眼硫酸烧伤、睑球粘连、角膜新生血管，右眼球萎缩。诊断依据：

1. 患者为男性，40岁；
2. 左眼外伤（硫酸）后失明三个月，右眼自幼失明；
3. 视力：右眼无光感，左眼4.1，左眼睑球轻度粘连，眼球活动轻度受限，结膜充血，角膜混浊，新生血管长入，内眼窥不清。右眼球变小，结膜充血，角膜重度混浊，指测眼压T_{-2}。

工作过程

一、护理诊断

1. 自理能力缺陷。与双眼视力低下有关。
2. 焦虑。未能接受事实。
3. 知识缺乏。缺乏低视力康复知识。
4. 有外伤的危险。与视力低下有关。
5. 感知改变。与视力严重下降有关。
6. 功能障碍性悲哀。与视力严重损害有关。
7. 自我形象紊乱。

二、护理目标

1. 生活自理能力提高。
2. 焦虑心理消除或减轻。
3. 了解低视力康复知识。
4. 病人熟悉周围环境，减少外伤机会。
5. 视力不进一步下降或有所提高。
6. 消除自卑心理。
7. 正确对待疾病。

三、护理措施

低视力病人

继续治疗

（1）滴抗生素眼药水，防止眼部感染
（2）配合各项治疗，如二期手术
（3）评估眼部及全身情况
（4）心理护理，说明治疗尚未终止，经积极治疗，有望提高视力，以消除焦虑心理
（5）做好家属工作，提高家庭支持功能

健康宣教与低视力训练

（1）介绍眼球烧伤及低视力康复的相关知识
（2）教会病人眼球向各方向运动，用手轻拉下睑，防止睑球粘连加重
（3）介绍光学助视器、非光学助视器等物品，以改进视觉活动能力，防止外伤
（4）日后与残联联系，就业培训

BEI JING ZHI SHI

背景知识

盲和视力损伤是世界范围内的严重公共卫生、社会和经济问题。目前估计全世界视力损伤的人群为1.8亿，其中4千万～4.5千万是盲人，世界盲人患病率为0.7%。

世界卫生组织(WHO)于1973年提出了盲和视力损伤的分类标准(见表6-2),这一标准将盲及视力损伤分为五级,规定一个人较好眼的最好矫正视力<0.05时为盲人,较好眼的最好矫正视力<0.3,但≥0.05时为低视力者。该标准还考虑到视野状况,指出不论中心视力是否损伤,如果以中央注视点为中心,视野半径≤10°,但>5°时为3级盲,视野半径≤5°时为4级盲。我国于1979年第二届全国眼科学术会议上决定采用这一标准。

表6-2　视力损伤的分类(WHO,1973)

类　别	级　别	最佳矫正视力
低视力	1	<0.3～0.1
	2	<0.1～0.05(3米指数)
盲	3	<0.05～0.02(1米指数)或10°≥视野半径>5°
	4	<0.02～光感或视野半径≤5°
	5	无光感

一、盲和低视力的原因

根据1987年我国的调查报告,盲人的患病率为0.43%,主要致病原因依次为白内障(46.07%),角膜病(11.44%),沙眼(10.12%),屈光不正和弱视(9.73%),葡萄膜视网膜病(5.89%),青光眼(5.11%),其他(12.64%)。根据WHO估计,全球80%的盲人是可以避免的。

WHO于1999年2月发起"视觉2020,享有看见权利"(Vision 2020)行动,目标是在2020年前全球根治可避免盲,确定了白内障、沙眼、河盲、儿童盲、屈光不正和低视力等五个方面作为"视觉2020"行动的重点。

[河盲(river blindness)即盘尾丝虫病(onchocerciasis)在非洲30个国家及6个拉美国家流行,是这些国家的主要的致盲眼病。WHO估计有2000万～3000万患者,其中30万患者因该病而失明。该病是由沿河流繁殖的黑蝇(black fly)叮咬而传播,人被叮咬后,微丝蚴随血流进入眼动脉而大量繁殖,引起眼部感染。造成眼部损害包括:角膜新生血管、钙化及角膜瘢痕,另外可由于发生虹膜睫状体炎,脉络膜视网膜炎,视神经萎缩及白内障等而失明。目前我国尚无该病的病例报告。]

二、盲和低视力的康复

一些眼病病人虽经积极治疗,但仍处于盲和低视力状态。对于这些病人并不意味着已经毫无希望,应当采取康复措施,目的是尽快地使盲人适应生活,尽可能地使这些病人能过着接近正常人的生活。盲人适应生活的能力可因盲发生年龄、病人的性格、受教育程度、经济状况及其他因素而有很大的差别。老年盲人可能会较平静地接受盲的事实,但对青壮年来说,盲的状态常会对他们的职业和社会生活造成巨大冲击。出生时就失明的人或视力是逐渐而不是突然丧失的人会相对平静地接受盲的事实。

不同类型的盲人会有不同的需要。因此盲人的康复应根据具体情况采取个体化措施。

老年盲人可能最需要适应家庭生活方面的训练，而年轻的盲人则需要适应社会生活、教育、工作等比较全面的训练，包括盲文方面的训练。

对于仍有部分视力的盲人和低视力病人来说，应当采用光学助视器和非光学助视器来改进他们的视觉活动能力，使他们能利用残余视力工作和学习，以便获得较高的生活质量。Faye认为：可以改善低视力患者活动能力的任何一种装置或设备，均称为助视器(Visual aids)。

1. 远用光学性助视器——望远镜系统，可以使低视力病人看清远、中距离目标，有双筒眼镜式望远镜和单筒手持式望远镜。常用的远用助视器为放大2.5倍的Galileo式望远镜。视力越差所需要的放大倍数越高，但所能看到的视野范围也就越小。

2. 近用光学性助视器。通过各种方法，增大目标在视网膜上的成像，相对体积放大、相对距离放大、角放大和投影放大作用。助视器种类比较多，常用的有立式放大镜、手持式放大镜、眼镜式助视器。

3. 非光学助视器包括大号字的印刷品、照明改善、阅读用的支架等，也有助于病人改善视觉活动能力。许多低视力者常诉说对比度差和眩光，戴用浅灰色的滤光镜片可减少光的强度，戴用琥珀色或黄色的滤光镜片有助于改善对比敏感度。

4. 向导狗。1891年Klein首先在奥地利首都维也纳建立了世界上第一个训练狗的机构，目的是用狗为盲人带路，其称“向导狗”(guide dog)，也有称为“盲人狗”、“引路狗”。

5. 现代科学技术的进步会对盲人带来方便。声呐眼镜、障碍感应发生器、音响手杖、激光手杖、字声机、触觉助视器等，明显提高了他们的生活质量。

6. 盲人的教育和就业。我国主要通过民政部门和残疾人联合会开展工作，很多地方设立了盲童学校，进行文化和专业技术培训。国家规定对吸收盲人的单位给予优惠政策，有助于全社会都来关心盲人，使他们能像健康人一样幸福地生活。

能力训练

一、单项选择题

1. 动眼神经支配下列哪条肌肉 (　　)
A. 外直肌　B. 睫状肌　C. 瞳孔开大肌　D. 眼轮匝肌

2. 眼球向左方注视时，哪两条眼外肌肉起主要的作用？ (　　)
A. 左外直肌、右内直肌　B. 左外直肌、右外直肌
C. 右外直肌、左内直肌　D. 左内直肌、右内直肌

3. 右上直肌的配偶肌是 (　　)
A. 右下直肌　B. 左下直肌　C. 左上直肌　D. 左下斜肌

4. 弱视一般指最佳矫正视力低于 (　　)
A. 1.0　B. 0.8　C. 0.6　D. 0.3

5. WHO的低视力界限是指最佳矫正视力低于 (　　)
A. 0.6　B. 0.3　C. 0.1　D. 0.05

6. 以下哪个器具是盲人的助视器　　　　　　　　　　　　　　　　　　　　　（　　）

　A. 放大镜　　　　B. 拐杖　　　　C. 照明　　　　D. 以上均是

二、填充题

1. 斜视根据病因分为________和________两大类。

2. 轻度弱视是指经屈光矫正后视力在________者，中度弱视是指经屈光矫正后视力在________者，重度弱视是指经屈光矫正后视力在________者。

3. 在我国，致盲性眼病前三位是________、________、________。

4. 两眼中好眼最佳矫正视力低于________者为盲，低于________者为低视力 。

5. Faye 认为可以改善低视力患者活动能力的任何一种装置或设备，均称________。

三、简答题

1. 请叙述 1973 年 WHO 有关视力损伤的分类。

2. 简述弱视的概念与分类。

四、病例讨论

病例一：患者，男性，58 岁，农民。主诉：双眼视力渐差 13 年，加重 3 年。否认眼部有外伤史、否认家族有类似病史，无高血压、糖尿病病史。检查：视力右眼 4.1，左眼：指数/2m，双眼视力无法矫正，角膜透明、周边晶体略混浊、玻璃体无混浊，眼底：双眼黄斑部色暗、有硬性渗出及色素沉着、中心凹反光消失。

1. 初步诊断与依据是什么？

2. 护理目标是什么？

病例二：患者，男性，8 岁，学生。主诉(父母)：发现小孩右眼视力差 3 年。无复视、否认眼部有外伤史、否认家族有类似病史；患儿足月、顺产，营养发育状况良好。检查：视力右眼 4.5，矫正视力 4.7(＋3.00DS)，左眼 5.0 ，双眼球位正，各方向运动自如，角膜透明、晶状体透明、玻璃体无混浊、眼底正常。

1. 初步诊断与依据是什么？

2. 护理措施有哪些？

（舒苏凤）

项目 7　眼外伤病人的护理

学习目标

知识目标

1. 了解结膜异物、角膜异物的去除方法。
2. 了解眼球穿孔伤及球内异物的临床特征、护理观察。
3. 熟悉眼化学伤的急救护理。
4. 熟悉眼部紫外线损伤的急救护理。

能力目标

1. 会结膜异物的去除。
2. 会结膜囊冲洗。
3. 会滴用眼部表面麻醉药水。

XIANG GUAN JIE POU YU SHENG LI

相关解剖与生理

眼球由眼球壁与眼内容物组成。

一、眼球壁

眼球壁分三层：

1. 外层为纤维膜。由前1/6透明的角膜和后5/6瓷白色的巩膜共同构成，起到保护眼内组织、维持眼球形状的作用。

2. 中层为葡萄膜。由前向后为虹膜、睫状体和脉络膜。

3. 内层为视网膜。由色素上皮层(外层)和感光层(内层)构成。

二、眼内容物

眼内容物包括房水、晶状体、玻璃体三种透明物质。

任务 1　眼球表面异物病人的护理

病例导入

患者，男性，40岁，车床工人。在加工零配件时异物突然飞入左眼，即出现流泪、疼痛、畏光两小时来院急诊。检查：左眼结膜充血，角膜表面可见金属异物一枚（见图7－1）。初步诊断：左眼角膜异物。诊断依据：

1. 患者为男性，40岁；
2. 左眼流泪、疼痛、畏光两小时，有异物飞入史；
3. 检查：左眼结膜充血，角膜表面可见金属异物一枚。

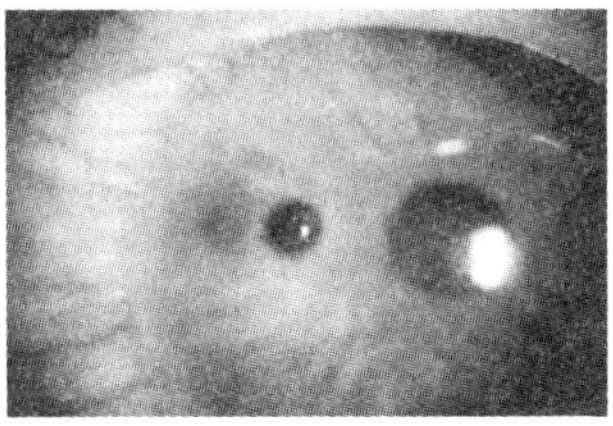

图7－1　角膜异物

工作过程

一、护理诊断

1. 疼痛。眼部疼痛与角膜异物有关。
2. 焦虑。与因突然意外损伤，担心预后有关。
3. 潜在并发症。角膜炎、虹膜睫状体炎等。

二、护理目标

1. 疼痛减轻至消失。
2. 焦虑心理减轻至消除。
3. 无并发症发生。

三、护理措施

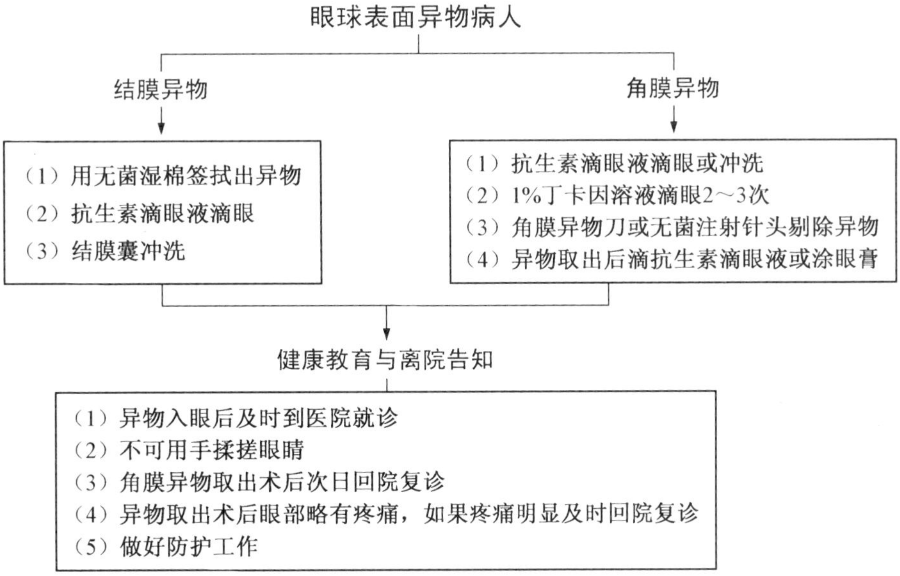

BEI JING ZHI SHI

背景知识

一、病因与发病机制

眼球表面异物以睑结膜、角膜异物较常见，大多数异物为飞虫、铁屑、碎石、毛栗刺等。

二、临床表现

1. 结膜异物。多隐藏在上睑睑板下沟、穹隆部，异物进入后，眼部随即出现异物感、疼痛、流泪、畏光等。

2. 角膜异物。异物进入后，眼部随即出现明显异物感、疼痛、流泪、畏光，有的可引起视力下降等。

三、治疗原则

立即取出异物，预防感染。

任务2　眼挫伤病人的护理

病例导入

患者，男性，17岁，某高中学生。右眼被足球弹伤视力下降一小时来院急诊。检查：视力右眼指数/50cm，左眼5.0，右眼睑痉挛水肿，结膜充血，角膜透明，前房积血(＋＋)，瞳孔变形，颞侧虹膜根部离断，晶状体半脱位；眼底视网膜水肿；眼压Tn。左眼无殊。初步诊断：右眼球挫伤、前房积血、虹膜根部离断、晶状体半脱位。诊断依据：

1. 患者为男性，17岁；

2. 右眼被足球弹伤一小时；

3. 检查：右眼视力指数/50cm，前房积血(＋＋)，瞳孔变形，颞侧虹膜根部离断，晶状体半脱位，眼底视网膜水肿。

工作过程

一、护理诊断

1. 感知改变。视力下降与眼内积血和眼内组织损伤程度等因素有关。

2. 疼痛。与眼内积血、眼压升高及眼组织损伤等因素有关。

3. 自理能力缺陷。与视力下降、眼部包扎等因素有关。

4. 焦虑。与担心视力不能恢复有关。

二、护理目标

1. 视力不再继续下降或好转。
2. 疼痛减轻或消失。
3. 生活能完全自理或自理能力提高。
4. 悲伤、焦虑心理减轻或消除。

三、护理措施

眼挫伤（前房积血）病人

↓

（1）仔细询问致伤的过程，重点了解有无眼痛、头痛等症状
（2）密切注意眼压、瞳孔及视力状况和眼局部伤口的变化
（3）前房积血取半坐位、双眼包扎、注意眼压变化和每日积血的吸收情况
（4）应用止血、降眼压药物，必要时给予止痛药物
（5）协助生活护理
（6）给予心理疏导，使病人情绪稳定，配合治疗

↓

健康教育

（1）注意休息
（2）保持心情舒畅，防止咳嗽及打喷嚏
（3）进营养丰富的软食，少咀嚼，不吃辛辣油炸食物
（4）保持大便通畅，三天无大便者，需口服缓泻剂，避免用力排便

BEI JING ZHI SHI

背景知识

一、病因与发病机制

眼挫伤(ocular blunt trauma)是眼部受机械性钝力引起的外伤，可造成眼附属器损伤，也可造成眼球的损伤，引起眼内多种组织和结构的病变。眼挫伤占眼外伤发病总数的1/3以上，严重危害视功能。常见的病因为飞溅的石块、木棍、铁块、各种劳动工具、球类、玩具和手指等钝力直接作用于眼球。钝力除直接损伤接触部位外，还经眼内组织传导，产生间接损伤。

二、临床表现

依据挫伤部位不同，可有不同的症状和体征。

1. 眼睑挫伤。可引起眼睑水肿、皮下淤血、眼睑皮肤裂伤、泪小管断裂、眶壁骨折眼睑皮下气肿等。

2. 结膜挫伤。可引起结膜水肿、球结膜下淤血及结膜裂伤。

3. 角膜挫伤。可引起角膜上皮擦伤、角膜基质层水肿、增厚及混浊、后弹力层褶皱、角

膜裂伤。

4. 巩膜挫伤。多见于巩膜最薄弱的角巩膜缘或眼球赤道部。

5. 虹膜睫状体挫伤。可引起外伤性虹膜睫状体炎、外伤性散瞳、瞳孔括约肌断裂。虹膜根部挫伤使睫状肌的环形纤维与纵行纤维分离，虹膜根部向后移位，前房角加宽、变深，称房角后退，甚至导致房角后退性青光眼。

6. 晶状体挫伤。可引起晶状体脱位或半脱位及外伤性白内障。

7. 玻璃体出血。因损伤睫状体、脉络膜和视网膜血管引起。

8. 脉络膜、视网膜及视神经挫伤。表现为脉络膜破裂及出血、视网膜震荡或脱离以及视神经损伤等。

三、治疗原则

根据挫伤部位、症状，进行对症治疗，包括药物和手术治疗。

任务3 眼球穿通伤病人的护理

病例导入

患者，男性，30岁，工人。主诉：右眼突然被铁片击伤伴视力下降半小时来院急诊。检查：右眼视力光感，左眼4.8，右眼睑痉挛，结膜充血，角膜中央有一约5mm裂口，晶状体混浊、膨胀，前房变浅，内眼不入，眼压T_{-3}。入院后行右眼眼眶正侧位片检查，发现球内金属异物。初步诊断：右眼球穿通伤、球内异物。诊断依据：

1. 患者为男性，30岁；
2. 右眼突然被铁片击伤伴视力下降半小时；
3. 检查：右眼角膜中央有一约5mm裂口，晶状体混浊、膨胀，前房变浅、眼压T_{-3}。

入院后立即行右眼角膜裂伤缝合术＋球内异物取出术。

工作过程

一、护理诊断

1. 感知改变。视力下降与眼内组织损伤及眼内积血程度有关。

2. 疼痛。与眼内组织受损、组织脱出及组织嵌顿于伤口等因素有关。

3. 焦虑。因突然外伤后病人一时难以接受事实引起。

4. 组织完整性受损。因眼外伤组织受损所致。

5. 潜在并发症。可能出现外伤性虹膜睫状体炎、球内异物、感染性眼内炎、交感性眼炎、外伤性增殖性玻璃体视网膜病变等。

二、护理目标

1. 视力不再继续下降或有所好转。
2. 疼痛减轻至消失。
3. 悲伤、焦虑心理减轻或消除。
4. 防止并发症发生。

三、护理措施

眼球穿通伤病人

角膜伤口＜3mm、前房存在，无眼内容物脱出

（1）包扎伤眼
（2）预防感染
（3）观察伤口愈合情况

术前护理与准备

（1）仔细询问病人致伤的过程
（2）重点了解病人有无眼痛、头痛等症状
（3）急诊血常规检查，眼眶摄片排除球内异物
（4）给予心理疏导，使病人情绪稳定，配合治疗
（5）完善术前准备，急诊送手术室

↓

术后护理与健康教育

（1）全身及眼局部应用抗生素和糖皮质激素，常规注射抗破伤风血清
（2）包扎伤眼
（3）协助生活护理
（4）心理护理
（5）观察体温
（6）观察局部伤口、角膜、前房、瞳孔、视力等情况，特别要注意健眼
（7）行眼球摘除手术者，告知术后安装义眼等事项
（8）告知定期复诊，注意健眼视力变化

BEI JING ZHI SHI

背景知识

一、病因与发病机制

眼球穿通伤（perforating injuries of the eye）是指锐器造成眼球壁全层裂开，是致盲的主要原因。穿通伤的预后和功能恢复主要取决于损伤的严重程度和部位，其次是有无感染和并发症、治疗的及时与正确性。眼球穿通伤按其损伤部位分为角膜穿通伤、角巩膜穿通伤和巩膜穿通伤三类，异物碎片击穿眼球可致球内异物。以敲击金属飞溅出的碎片击入眼内，及刀、针、剪刺伤眼球引起眼球壁的穿通伤最为多见。眼内异物伤（intraocular foreign body）是严重危害视力的眼外伤，是指异物碎片击穿眼球壁，存留于眼内。眼内异物对眼部的损害包括机械性损伤、化学及毒性反应和继发感染等。异物碎片击穿眼球壁后，异物可直接伤及眼组织，铁制异物可引起铁质沉着症，铜制异物可引起铜质沉着症。

二、临床表现

依据致伤物的大小、形态、性质、刺伤的速度、受伤的部位、污染的程度及有无眼球内异物存留等，可有不同程度的视力下降及眼组织损伤：

1. 角膜穿通伤伤口较小时，常自行闭合，检查仅见点状混浊或白色条纹。大的伤口常伴有虹膜脱出、嵌顿、前房变浅，此时可有明显的眼痛、流泪等刺激症。致伤物刺入较深可引起晶状体囊穿孔或破裂。

2. 角巩膜穿通伤可引起虹膜睫状体、晶状体和玻璃体的损伤、脱出及眼内出血，伴有明显的眼痛和刺激症状，视力明显下降。

3. 巩膜穿通伤比较少见，较小的巩膜伤口容易忽略，穿孔初可能仅见结膜下出血，大的伤口常伴有脉络膜、玻璃体和视网膜损伤。

4. 交感性眼炎为迟发性自身免疫性疾病，与细胞免疫有关。睫状体区的巩膜穿通伤，伴有葡萄膜组织嵌顿于创口或有球内异物存留的眼球穿通伤，可能引起交感性眼炎（sympathetic ophthalmia）的发生。即穿通性外伤眼或眼内手术眼（称诱发眼），在经过一段时间的肉芽肿性（非化脓性）全葡萄膜炎后，另一眼也发生同样性质的全葡萄膜炎（称交感眼）。

5. 眼内异物碎片击穿眼球壁时，常将异物存留于眼内。

（1）眼球穿通伤表现，即结膜、角膜、巩膜的伤口、眼压降低、浅前房、虹膜穿孔、瞳孔变形、晶状体混浊、眼底出血、眼内容物脱出和视力下降等。

（2）眼内异物可存留于前房、晶状体、睫状体、玻璃体和眼球后段等，严重可造成视网膜的损伤。较大异物可引起眼部刺激性反应，尤其是铜和铁。

（3）常见并发症为眼球铁质沉着症、铜质沉着症、虹膜睫状体炎、白内障、青光眼、增殖性玻璃体视网膜病变、视网膜脱离等。

三、治疗原则

立即缝合伤口（或同时球内异物取出术），防治感染等并发症，必要时进行二期手术（如人工晶体植入、玻璃体切割等）。

任务4　眼化学伤病人的护理

病例导入

患者，男性，6岁。玩耍时不慎跌入石灰池，颜面及眼睛被灼伤，家长初步冲洗后急诊送来医院。立即用生理盐水冲洗双眼结膜囊，取出口、鼻腔及结膜囊内异物。检查：生命体征平稳，视力检查不配合，双眼睑水肿糜烂，结膜混合性充血水肿，双角膜混浊水肿，中央上皮层脱落，虹膜和瞳孔隐约可见。初步诊断：双眼化学伤（石灰灼伤）。诊断依据：

1. 患者为男性，6岁；

2. 跌入石灰池，颜面及眼睛被灼伤史；

3. 双眼睑水肿糜烂，结膜混合性充血水肿，双角膜混浊水肿，中央上皮层脱落。

工作过程

一、护理诊断

1. 感知改变。视力下降与化学物质性质、损伤程度、处理是否及时等有关。
2. 疼痛。与化学物质损伤眼组织有关。
3. 潜在并发症。角膜溃疡、虹膜睫状体炎、继发性青光眼、并发性白内障及眼睑畸形等。
4. 知识缺乏。缺乏眼化学伤的防治知识。

二、护理目标

1. 视力不再继续下降或有所好转。
2. 疼痛减轻至消失。
3. 防止并发症发生。
4. 加强健康教育，了解化学伤的防治知识。

三、护理措施

眼化学伤病人

立即就地冲洗 ↓ 判断化学物质性质 → 碱性物质致伤 / 酸性物质致伤

急救护理措施

（1）彻底眼部中和冲洗，酸性物质致伤用5%碳酸氢钠溶液、碱性物质致伤用3%硼酸水中和冲洗
（2）冲洗时应翻转眼睑，转动眼球，暴露穹隆部，特别是结膜囊内的化学物质彻底洗出
（3）结膜囊内如有异物应去除后再冲洗
（4）注意观察生命体征，特别是呼吸频率、有无呼吸困难等呼吸道黏膜灼伤症状
（5）询问眼化学烧伤的时间，致伤物质的名称、浓度、量等
（6）询问是否进行过现场冲洗，如未冲洗或冲洗不彻底，应给予彻底冲洗

↓

后续治疗及健康教育

（1）球结膜下注射：酸性烧伤用5%磺胺嘧啶钠溶液1～2ml；碱性烧伤用维生素C1～2ml
（2）局部或全身应用抗生素和皮质类固醇
（3）如合并虹膜睫状体炎时，用1%阿托品眼药水散瞳
（4）如有球结膜坏死，应早期手术切除坏死组织
（5）观察并记录病人的视力状况
（6）协助做好生活护理和心理安慰
（7）防止并发症：参照角膜炎、虹膜睫状体炎、青光眼、白内障和眼睑病的护理；对睑球粘连者，指导家属用玻璃棒分离眼睑粘连区或安放隔膜，并涂大量抗生素眼膏
（8）手术矫正眼睑外翻、睑球粘连及角膜移植术
（9）加强儿童监护，加强对一线工人的安全防护，配备防护眼镜、衣服等
（10）进行安全生产教育，严格操作规程，并指导如何进行化学烧伤的现场急救等

BEI JING ZHI SHI

背景知识

一、病因与发病机制

眼化学伤(ocular chemical burns)是指化学物品的溶液、粉尘或气体进入或接触眼部，引起的眼部损伤，也称眼化学烧伤，多发生在化工厂、实验室或施工场所，其中最多见的是酸性和碱性烧伤。酸性化学伤多见于硫酸、盐酸、硝酸等。酸性物质对蛋白质有凝固作用，低浓度的酸性溶液仅有刺激作用，但强酸能使组织蛋白凝固坏死。由于凝固的蛋白不溶于水，形成一凝固层，能阻止酸性物质继续向深层渗透，因此组织损伤相对较轻。碱性烧伤多见于氢氧化钠、石灰、氨水等。碱性物质能溶解脂肪和蛋白质，与组织接触后能很快渗透到组织深层和眼内，使细胞分解坏死，因此碱性烧伤的后果严重，预后较差。

二、临床表现

1. **轻度**。多由弱酸或弱碱物质引起。眼睑与结膜轻度充血、水肿，角膜上皮有点状脱落或水肿。数日后水肿消失，上皮修复，不留瘢痕。

2. **中度**。可由强酸或较稀的碱性物质引起。眼睑皮肤可引起水泡或糜烂，结膜水肿，出现小片缺血坏死，角膜有明显混浊、水肿，上皮层完全脱落或形成白色凝固层。治愈后可遗留角膜斑翳，影响视力。

3. **重度**。大多为强碱引起。结膜出现广泛的缺血性坏死，呈灰白色混浊，角膜全层混浊甚至成瓷白色。角膜基质层溶解，造成角膜溃疡或穿孔。碱液渗入前房，引起葡萄膜炎、继发性青光眼和白内障等。晚期可出现眼睑畸形、眼睑外翻或内翻、睑球粘连及结膜干燥症等。

三、治疗原则

现场紧急彻底冲洗，在医院进行彻底中和冲洗，根据病情进一步选择药物和手术治疗。

任务 5　电光性眼炎病人的护理

病例导入

患者，男性，46 岁，电焊工人。主诉：双眼突然疼痛、畏光、流泪、异物感半小时来院急诊。白天电焊时未戴防护镜，晚上睡觉时突然出现上述症状。患者痛苦貌，泪流满面，双眼眼睑痉挛，结膜混合性充血，角膜上皮片状脱落，荧光素钠染色阳性。初步诊断：双眼电光性眼炎。诊断依据：

1. 患者为男性，46 岁，电焊工人；

2. 双眼突然疼痛、畏光、流泪、异物感半小时；白天有电焊弧光接触史；

3. 双眼眼睑痉挛，结膜混合性充血，角膜上皮片状脱落，荧光素钠染色阳性。

工作过程

一、护理诊断

1. 疼痛。与角膜上皮脱落有关。

2. 组织完整性受损。角膜上皮受损与紫外线照射有关。

二、护理目标

1. 疼痛减轻至消失。

2. 促进角膜上皮修复。

三、护理措施

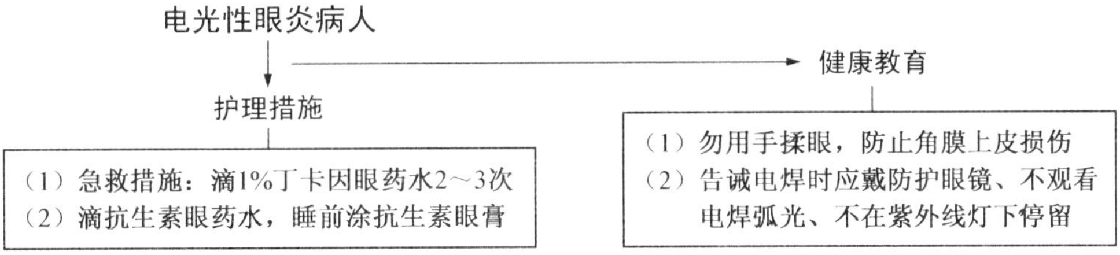

BEI JING ZHI SHI

背景知识

一、病因与发病机制

电光性眼炎(electric ophthalmia)是机械工业中最常见的一种职业病，任何接触紫外线辐射而无防护者均可发生。在高原、冰床雪地、海面或沙漠上作业和旅游而发病者称日光性眼炎或雪盲。紫外线对组织有光化学作用，使蛋白质凝固变性，角膜上皮坏死脱落。紫外线照射引起的组织损伤取决于吸收的总能量，即辐射的强度和持续的时间。

二、临床表现

紫外线有累积作用，电光性眼炎的潜伏期长短取决于吸收紫外线的总能量，以 3～8 小时多见。发病急，常在夜间发生，且多双眼同时发生。主要临床表现为双眼剧痛、畏光、流泪、眼睑痉挛、结膜充血，角膜上皮点状荧光素着色，严重者角膜上皮大片剥脱，感觉减退。

三、治疗原则

止痛与预防感染。

能力训练

一、单项选择题

1. 有关眼化学伤下列说法哪项是错的 （　　）
   A. 碱烧伤比酸烧伤要严重
   B. 浓度高的比浓度低的严重
   C. 预后与当时冲洗是否及时无明显的关系
   D. 酸性烧伤可用3%碳酸氢钠溶液冲洗
2. 电光性眼炎是由下列哪种射线损伤所致 （　　）
   A. 红外线　B. X线　C. 紫外线　D. γ线
3. 在眼化学伤的抢救治疗中最关键的措施是 （　　）
   A. 立即送医院　B. 足量有效的抗菌素
   C. 散瞳　D. 就地冲洗
4. 某人左眼进入石灰水，可选择下列何种溶液进行冲洗是最佳的 （　　）
   A. 自来水　B. 矿泉水
   C. 3%碳酸氢钠溶液　D. 3%硼酸水
5. 确诊球内是否有金属异物关键在于 （　　）
   A. 问病史　B. 眼底检查　C. X片检查　D. B超检查

二、填充题

1. 眼球壁由________、________、________组成。
2. 眼内容物包括________、________、________。
3. 眼部化学伤的急救护理最关键的措施是________。
4. 电光性眼炎治疗原则是________与________。

三、简答题

1. 眼球穿通伤的护理诊断有哪些？
2. 简述剔除角膜异物时注意事项。
3. 如何去除结膜异物？

四、病例讨论

病例：患者，男性，18岁，学生。主诉：异物飞入左眼后疼痛、流泪、畏光一小时。近五年视远物不清。检查：双眼视力4.5，矫正视力5.0(−3.00D)，左眼上睑结膜面可见一小异物，角膜透明、未见异物。

1. 初步诊断与依据是什么？
2. 护理措施有哪些？

（包英俊、许晨）

项目 8　眼部检查与常用护理技术操作

学习目标

知识目标

1. 熟悉视功能检查方法。
2. 熟悉滴眼药水方法。
3. 熟悉涂眼药膏方法。
4. 熟悉洗眼(结膜囊冲洗)方法。
5. 了解泪道冲洗方法。
6. 了解剪睫毛方法。

能力目标

1. 会视力、色觉检查。
2. 会翻眼皮、眼部加压包扎。
3. 会滴眼药水、涂眼药膏、洗眼(结膜囊冲洗)、剪睫毛。

任务 1　眼部检查

一、视功能检查

(一) 远视力检查

设备与准备

1. 视力表：国际标准视力表或对数视力表。
2. 检查距离：5m 或 2.5m(受检者前 2.5m 处置一平面反光镜)。
3. 高度：5.0(1.0)的视标与受检者的眼部同高。
4. 照明：人工光源或自然光，照度达到 500Lux 左右。

检查与记录

5M 处　先右后左，从上到下，直至能辨出最小的视标为其该眼的视力。

↓

<4.0(0.1)

1. 受检者向前走，直至可辨认第一行视标(4.0)为止。
2. 如在 3m 处看清第一行视标，其视力为 0.06(距离米×0.02)。

↓ <0.01

指数(CF)

1. 检查者伸出不同数目的手指，嘱受检者说出有几个手指。
2. 距离 1m 开始，逐渐移近，直至能正确辨认为止。
3. 记录能辨认的最大距离，如“指数/30cm”。

↓ <指数

手动(HM)

1. 在眼前摆动检查者的手。
2. 如能识别则记录为手动，如“手动/30cm”。

↓ <手动

光感(LP)

1. 在暗室用点状光源照射，另眼必须捂紧不能透光，测试能否感觉光亮及其感觉光亮的最远距离(通常 5m 为止)，并记录，如“光感/5m”或“无光感”(NLP)。
2. 有光感者还要检查光定位，嘱受检者向正前方注视，眼球不能转动，检查者在受检眼 1m 处，上、下、左、右、左上、左下、右上、右下变换光源位置，用“+”、“-”分别表示光源定位的“阳性”、“阴性”。

注意点

1. 必要的解释。
2. 防止作假。
3. 先右眼后左眼或先健眼后患眼。
4. 先裸眼视力后矫正视力，必要时加针孔镜视力检查，如果是矫正视力要注明。
5. 对指数、手动、光感的视力患者，应行辨色检查，即在眼前轮换放置红、绿、黄等不同颜色的玻璃镜片，同时用手电筒在镜片上作照明，嘱其辨认玻璃镜片的颜色名称。

(二) 近视力检查

1. 设备与准备。

(1) 视力表：国际标准近视力表或对数视力表。

(2) 检查距离：30cm(根据实际情况可增大或缩短检查距离)。

(3) 照明：手电筒或自然光。

2. 检查与记录。

1. 在 30cm 处先右后左，从上到下，直至能辨出最小的视标为其该眼的视力。
2. 记录能辨认最小视标的视力与距离，如近视力：右眼 5.0/30cm，左眼 4.8/20cm。

(三) 视野检查

1. 中心视野检查。

(1) 平面视野计。

① 受检者遮盖一眼，受检眼始终注视中心注视点。

② 检查者手持白色视标(直径 3mm、5mm、8mm)从中心注视点缓慢向外侧移动，并嘱受检者当看不到视标或视标出现时立即告知。

③ 对异常改变用大头别针插在布屏上，最后模拟记录到视野图纸上。

(本法设备简单、检查时需要受检者较好的配合、能正确查出生理盲点有无扩大及 30 度视野范围内有无其他异常暗点或缺损。)

(2) Amsler 方格表。

① 方格为 10cm×10cm 的正方形、黑底白线、纵横 20×20 个方格、间隔 5mm，其中央的白色小圆点为注视点。

② 检查时嘱受检者单眼在 33cm 距离注视中央的白色小圆点。

（本法主要用于检查黄斑功能或测定中心、旁中心暗点。黄斑病变时患者会感到中央暗影遮挡、直线扭曲、方格大小不等。）

2. 周边视野检查。

（1）对照法。

① 检查者与受检者面对面而坐，距离 1m。

② 若检查右眼时，受检者遮盖左眼，检查者遮盖右眼，受检者右眼注视检查者左眼。

③ 检查者将手指置于自己与受检者之间的等距离处，分别从上、下、左、右各方向向中央移动，并嘱受检者发现指头出现即告知。

（本法简单、方便、无需任何设备，但不精确、无法量化记录，也无法供日后比较。）

（2）弧形视野计。

① 视标（一般用白色、5mm）从中心向周边徐徐移动至恰好看不到视标时，或从周边向中心徐徐移动至恰好看到视标时，即可在视野图形上加以记录。

② 通过每 30 度子午线方向，共作 12 个方向检查与记录。

③ 在图表上连接各记录点，即可确定受检眼的视野。

（3）光投射弧形视野计（goldmann 视野计）。

① 受检者头颏固定在额颏架上。

② 受检眼注视视野计弧板的中心注视点上（“＋”字），调整颏架，使眼与注视点在同一水平上，另眼遮盖。

③ 检查时视标（一般用白色、3～5mm）从中心向周边徐徐移动至恰好看不到视标时，或从周边向中心徐徐移动至恰好看到视标时，可在弧后背的图形上加以记录。

④ 通过每 30 度子午线方向，共作 12 个方向检查与记录，取下图表连接各记录点。

（4）自动视野计。

① 为电脑控制的静态定量视野计。

② 有针对青光眼、黄斑疾病、视路系统的特殊检查程序。

③ 能自动监控受检者固视的情况，能对多次随诊病人的视野进行统计学分析，提示视野缺损是改善还是恶化。

④ 目前自动视野计有许多种，具有代表性的有 Octopus、Humphery 等自动视野计。

正常视野：正常人白色视标动态视野的平均值为：上方 55 度、下方 70 度、鼻侧 60 度、颞侧 90 度。蓝、红、绿色视标的视野依次递减约 10 度；生理盲点的中心在注视点颞侧 15.5 度、水平中线下 1.5 度，其垂直径 7.5 度、横径 5.5 度。

病理性视野：在视野范围内，除生理盲点外出现其他任何暗点均为病理性视野。

1. 向心性视野缩小。常见于视网膜色素变性、青光眼晚期、球后视神经炎、周边部视网膜脉络膜炎、视神经萎缩等眼病。

2. 偏盲。双眼鼻侧或颞侧偏盲称异侧性偏盲，多见于视交叉病变；一眼颞侧偏盲，另一眼鼻侧偏盲称同侧性偏盲，多见于视交叉以后的病变；同侧偏盲时中心注视点完全二等分者称黄斑分裂，见于视交叉以后视束的病变；偏盲时注视点不受影响者称黄斑回避，见于脑皮质疾病。

3. 暗点。中心暗点常见于黄斑部病变、球后视神经炎、中毒性或家族性视神经萎缩等；

弓形暗点常见于青光眼、有髓神经纤维、视盘先天性缺损、视盘玻璃疣、缺血性视神经病变等；环形暗点常见于视网膜色素变性、青光眼等。

4. 生理盲点扩大。常见于视盘水肿（如颅内高压症）、视盘缺损、有髓神经纤维、高度近视眼等。

（四）色觉检查

1. 假同色图检查（也称色盲本）。

（1）自然光线下进行。

（2）以 0.5m 距离为好。

（3）阅读判断时间在 5 秒钟内。

（4）屈光不正者可戴眼镜，但不能戴有色眼镜。

（5）根据检查图所附说明来判断其色觉情况（正常、色弱、红绿色盲、全色盲、伪色盲）。

2. FM－100 色彩试验、D－15 色盘试验。

（1）嘱受检者按色调将有色棋子依次排列。

（2）根据其排列顺序正确与否判断有无色觉障碍及其性质和程度。

3. 色觉镜。

（1）利用红光与绿光适当混合形成黄光的原理。

（2）根据受检者调配红光与绿光的比例是否合适判断有无色觉障碍及其性质和程度。

（五）暗适应检查

1. 夜光表放在暗室桌上。

2. 打开光源，暗适应正常者与受检者同时注视桌面 5 分钟。

3. 关灯，注视夜光表的发光。

4. 检查者与受检者同时发现亮光为正常。

5. 根据受检者与检查者的距离之比，计算出受检者的光敏感度。

（六）立体视检查

1. 立体视觉是感知物体立体形状及不同物体相互远近关系的能力。

2. 立体视觉检查可利用同视机、Titmus、Frisby、颜少明立体检查图谱等。

3. 正常立体视锐度：≤60 弧度秒。

4. 异常立体视的可能原因：双眼模糊像不均等（如屈光不正未矫正、屈光参差、双眼不等像）、斜视、融像能力差等。

（七）对比敏感度检查

1. 此检查引入调制传递函数概念，根据灰度调制曲线的变化制成宽窄、明暗不同的条栅图作为检查表，以反映空间、明暗对比二维频率的视觉功能。

2. 某些眼病（如年龄相关性白内障），发病早期主诉“视力模糊”，而视力检查时仍在正常范围，此时若作对比敏感度检查，其曲线（低、中频）可出现异常。

3. 对比敏感度检查是一种评估视功能更准确、更全面的方法。

（八）视觉电生理检查

1. 眼电图（EOG）。

（1）眼电图记录的是眼的静息电位，其电位产生于视网膜色素上皮。

（2）眼电图异常可反映视网膜色素上皮、光感受器细胞的疾病及中毒性视网膜疾病。

2. 视网膜电图(ERG)。

（1）包括闪光 ERG、图形 ERG、多焦 ERG，不同的波记录了闪光或图形刺激后的动作电位。

（2）不同波形可辅助诊断各种视网膜疾病及判断手术后视网膜的功能。

3. 视觉诱发电位(VEP)。

（1）视网膜到视皮层任何部位神经纤维病变都可产生异常的 VEP。

（2）临床上主要用于：判断视神经和视路疾病、鉴别伪盲、监测弱视治疗效果、判断婴幼儿的视力、对屈光介质混浊（如白内障）者预测术后视功能恢复情况等。

二、眼压检查

（一）指测法

1. 受检者两眼向下注视。

2. 检查者将两手食指尖放在一眼上睑皮肤面，并两指交替轻压眼球，双眼分别进行，互相对比，估计眼球的硬软度。

3. 记录时以 Tn 表示眼压正常，T_{+1}、T_{+2}、T_{+3}表示眼压增高的程度，T_{-1}、T_{-2}、T_{-3}表示眼压降低的程度。

4. 此法简单、不需仪器、更适合眼外伤、角膜溃疡、精神紧张、婴幼儿等患者的检查，但此法只能定性不能定量、精确性不够、需要丰富的临床经验。

（二）眼压计测量法

1. 压平眼压计(Goldmann)。

（1）目前国际上较通用的眼压计。

（2）附装在裂隙显微镜上，坐位检查，在测量时是观察其角膜压平而不是压陷，所以检查结果不受球壁的硬软度的影响，但中央角膜厚度会影响其测量值。

（3）有临床研究证明，中央角膜厚度 520um 时，其值接近眼压值，每偏离 10%，其眼压偏差 1.3mmHg。

2. 眼压计(Schiotz)。

（1）低枕平卧，滴 0.5%丁卡因 1～2 次。

（2）在试板上测试眼压计指针是否指零，并用 75%酒精棉球擦拭待干。

（3）测量时，嘱受检者向正上方注视（角膜恰好在水平正中位置），并举起左手，伸出食指作为注视点，检查者右手持眼压计，左手拇指与食指分开上下眼睑，将眼压计底板垂直放在角膜中央，观察指针刻度，若刻度小于 3，则需更换更重的砝码再测量。

（4）测毕结膜囊滴抗生素眼药水，根据读数查表得出眼压值，并一同记录砝码、刻度、眼压，如 5.5/4＝20.55mmHg（砝码为分子、刻度为分母）。

（5）本法为压陷式眼压计，测出的眼压值受眼球硬度的影响，为避免误差可用两个砝码（如 5.5g 与 10g、7.5g 与 15g）测量后查表校正。

3. 非接触眼压计。

（1）利用空气脉冲，其压力具有线性增加的特性，使角膜压平到一定的面积，通过监测系统感受角膜表面反射的光线，并记录角膜压平到某种程度的时间，将其换成眼压值。

(2) 此法眼压计不接触眼球、不需麻醉、不需消毒、无交叉感染，但不够准确。

三、外眼检查

(一) 眼睑

1. 有无红肿、淤血、气肿、瘢痕或肿物。

2. 两侧睑裂大小、闭合是否正常。

3. 有无内翻、外翻，睫毛方向是否正常。

(二) 泪器

1. 泪腺有无肿大(正常者不能触及)。

2. 泪点有无狭窄或闭塞或位置异常(外翻)。

3. 泪囊区有无红肿或瘘管、挤压时有无分泌物从泪点溢出。

4. 对疑有泪道阻塞的病人可选择以下检查以明确诊断：① 泪道冲洗，② 荧光素钠溶液试验，③ X线泪道碘油造影。

(三) 结膜

1. 轻轻分开上下眼睑，观察结膜有无充血(注意结膜充血与睫状充血)、水肿、出血、色素沉着、异物、溃疡、疱疹、新生物等。

2. 分别翻转上下眼皮观察睑结膜与穹隆部结膜有无充血、水肿、乳头、滤泡、瘢痕、异物、结石、粘连、分泌物等。

(四) 角膜

1. 用放大镜或裂隙显微镜下观察角膜大小、透明度、弯曲度，有无异物、新生血管、角膜后沉着物等。

2. 必要时做角膜荧光素钠染色检查，即用玻璃棒蘸少许1%荧光素钠溶液或荧光素钠滤纸，置于结膜囊内，1～2分钟后在放大镜或裂隙显微镜下观察角膜有无着色。正常角膜不着色，如有角膜上皮擦伤、缺损、浸润或溃疡时，病变区被染成黄绿色。

3. 角膜知觉检查：从消毒棉签拧出一条纤维，用其尖端从受检者侧面移近并触及角膜，如不引起瞬目反射或两眼所需触力有明显差异，则表明角膜感觉减退。病毒性角膜炎、三叉神经麻痹、角膜软化症等病变时角膜知觉减低或消失。

4. 对配镜、屈光手术或人工晶体植入术者，则须用角膜曲率计或角膜地形图来检查。

(五) 巩膜

有无黄染、充血、结节及压痛。

(六) 眼球

1. 眼球大小、位置、有无突出或内陷及活动障碍、有无眼球震颤等。

2. 眼球突出度检查：用Hertel突眼计测量，将突眼计的两端卡在受检者两侧眶外缘，嘱其向前平视，从反光镜中读出两眼角膜顶点投影在标尺上的毫米数。我国人眼球突出度正常平均值为12～14mm，两眼差≤2mm。

3. 眼球运动检查：嘱受检者向上、下、左、右、左上、左下、右上、右下八个方向分别注视，观察其眼球运动情况。

（七）眼眶

眶缘有无骨质缺损、肿物、瘘管及压痛等。

四、内眼检查

内眼检查常在裂隙显微镜下检查。裂隙显微镜由供照明的光源投射与供观察的放大两个系统组成，在强光下放大10～16倍，不仅能看清表浅的病变，而且可以调节焦点和光源宽窄、颜色及不同的角度，形成光学切面，再附加一些镜或仪器（如前置镜、三面镜、前房角镜、压平眼压计等）能检查前房角、玻璃体、眼底、眼压等，有些配有示教镜、照相机、电脑等其用途更广。裂隙显微镜检查的操作方法很多，常用的是直接焦点照明法，即将灯光焦点与显微镜焦点对在同一点上来观察组织（如结膜、角膜、虹膜、前房、晶状体、玻璃体等）及病变部位（如角膜浸润、溃疡、KP、Tyndall征、晶状体与玻璃体混浊等）。

（一）前房

观察前房深度、房水有无混浊、积血或积脓等。

（二）虹膜

观察颜色、纹理、有无新生血管、色素脱落、萎缩、结节，有无粘连（与角膜、晶状体），有无虹膜根部断离或缺损，有无虹膜震颤等。

（三）瞳孔

1. 两侧瞳孔是否等大、等圆。正常成人瞳孔直径2.5～4.0mm；瞳孔较小见于幼儿、老年人、睡眠时、强光下、某些药物（如毛果云香碱）及虹膜睫状体炎等；瞳孔较大见于青光眼、无光感眼或低视力眼、外伤眼、颅内外疾病（如硬脑膜下血肿、动眼神经麻痹）及某些药物（如阿托品）等。

2. 位置是否居中，边缘是否整齐。

3. 对光反应如何。

（1）直接对光反应：在暗室内用手电筒照射受检眼，其瞳孔迅速缩小的反应。

（2）间接对光反应：在暗室内用手电筒照射一眼，另一眼的瞳孔迅速缩小的反应。

（四）晶状体

有无混浊及范围、有无脱位（全脱位、半脱位）等。

（五）玻璃体

有无混浊等。

（六）眼底

1. 直接检眼镜检查。眼底所见为正像、放大约16倍，通常不需散瞳检查。主要观察屈光介质有无混浊，视盘大小、形状、颜色、边界、生理凹陷，视网膜血管的管径、动静脉管径比例、颜色、形态，视网膜有无渗出、出血、脱离及裂孔、色素改变；黄斑部有无异常、中心凹反光是否正常等。

2. 双目间接检眼镜检查。眼底所见为倒虚像、放大约4倍，可见范围大，并具有立体感，通常需散瞳检查。主要用于观察视网膜脱离或因屈光介质欠清或高度屈光不正而用直接检眼镜困难者。

五、眼部特殊检查

(一) 前房角

1. 借助前房角镜，通过光线的折射或反射才能查见到前房三部分结构：前壁(Schwalbe线、小梁网、巩膜突)、后壁(虹膜根部)、隐窝(睫状体前端，又称睫状体带)。

2. 对青光眼的诊断、分类、防治具有重要意义；对前房角异物、新生血管、新生物等的诊断有重要价值。

(二) 眼压描记检查

测定房水的排出率和生成率，对青光眼的诊断和研究有一定的价值。

(三) 三面镜检查

主要用于玻璃体、眼底病的诊断，特别是周边部的病变。

(四) 眼底血管造影

临床上主要用于眼底病的诊断、治疗前后的对比。

将造影剂从肘静脉注入，利用特定滤光片和眼底照相机，拍摄眼底血管及其灌注的过程，分荧光素血管造影和吲哚青绿血管造影。前者以荧光素钠为造影剂，主要反映视网膜血管的情况；后者以吲哚青绿为造影剂，主要反映脉络膜的情况。

1. 眼底荧光造影的分期。

(1) 臂—视网膜循环期：正常人臂—视网膜循环时间大约7～12秒钟。

(2) 视网膜血管充盈期。

动脉前期：视乳头早期荧光到动脉层流。

动脉期：动脉层流到动脉充盈。

动静脉期：动脉充盈到静脉层流。

静脉期：静脉层流到静脉充盈。

③ 眼底荧光造影晚期：注射荧光素大约5～10分钟后。

2. 异常眼底荧光形态。

(1) 强荧光：有透见荧光、异常血管及吻合、新生血管、视网膜渗漏、脉络膜渗漏等。

(2) 弱荧光：有荧光遮蔽、血管充盈缺损等。

(五) 影像学检查

1. 眼超声检查。

(1) 主要有A型超声、B型超声扫描、彩色多普勒成像等。

(2) 临床上主要用于眼球生物测量、玻璃体视网膜病变的部位、程度及性质、探查和定位球内异物、眼内肿瘤与眼球突出的诊断等。

2. 电子计算机体层扫描。

临床上主要用于可疑球内肿瘤、眼眶病变(包括肿瘤、急慢性炎症、血管畸形等)、眼眶骨折、球内与眶内异物、视神经和颅内占位性病变等。

3. 磁共振检查。

临床上主要用于球内、眶内、颅内病变的诊断，特别适合检测各段视神经及眼相关的颅神经的病变，但禁忌探测磁性异物。

4. 眼科计算机图像分析。

（1）目前有角膜地形图、角膜共焦显微镜、角膜内皮镜、扫描激光偏振仪、扫描激光地形图、干涉光断层扫描仪、超声生物显微镜等。

（2）为眼科早期诊断疾病及研究提供了更精确、更客观的检查方法。

任务2　常用护理技术操作

一、滴眼药水法

（一）训练目的与要求

1. 通过训练后能正确滴眼药水。
2. 能熟悉不同类型的眼药水对疾病治疗上的不同作用。
3. 熟记几种毒性眼药水的名称与滴药后处理及观察。

（二）用物准备

眼药水、消毒棉球等。

（三）训练过程

1. 带教老师演示或观看录像。
2. 学生两人一组互扮角色、可重复多次组合。
3. 带教老师巡视、及时纠正不当之处。
4. 集中评价训练过程中存在的问题。

（四）思考与练习

1. 滴毒性眼药水后为何要压迫泪囊部？
2. 每次每眼滴几滴眼药水为适宜？

滴眼水法操作流程图

准备工作	1. 护士：仪表端庄，洗手，戴口罩 2. 物品：备齐用物，放置有序
↓ 查对与解释	1. 查对：眼药水，患者的床号、姓名、眼别 2. 解释：向患者解释，取得合作
↓ 核对与体位	1. 核对：再次核对姓名、床号、眼别、眼药水名称 2. 体位：患者坐位或仰卧位、头稍后仰
↓ 滴眼药水	1. 站在患者对面或头侧 2. 左手拇指轻轻向下拉开下睑，用食指撑起上睑 3. 右手持眼药瓶或滴管，先挤掉1～2滴眼药水，距眼1～2cm处将眼药水滴入下穹隆1～2滴 4. 轻提上睑并覆盖眼球，使药水分布于结膜囊内 5. 用棉球揩去溢出的眼药水，嘱患者轻闭眼2分钟
↓	

注意事项
1. 滴前检查眼药水有无絮状沉淀等变质现象
2. 易沉淀的眼药水如可的松，滴前充分摇匀
3. 滴管禁忌倒置
4. 动作要轻，勿压迫眼球，尤其是对角膜溃疡、眼球穿孔、内眼手术后患者
5. 眼药水不能直接滴在角膜上，药瓶或滴管不能触及睫毛
6. 滴阿托品、毒扁豆碱等毒性眼药水时，在滴后用干棉球立即按压泪囊区2～3分钟

↓

再次核对 再次核对姓名、床号、左右眼别、眼药水名称

↓

记录结果 记录滴眼药水后有无不良反应

↓

清理工作
1. 整理床单，协助患者取舒适位置
2. 清理用物，洗手

滴眼药水法操作评分标准

项目	项目总分	操作要求	评分等级及分值				实际得分
			A	B	C	D	
仪表	5	工作衣、帽、鞋穿戴整齐 戴好口罩	5	4	3	2～0	
操作前准备	10	洗手、修剪指甲	5	4	3	2～0	
		根据病情准备用物、放置合理	5	4	3	2～0	
操作过程	60	核对患者与眼别及眼药水	10	8	6	4～0	
		做好解释，取得合作	5	4	3	2～0	
		取合适位置	5	4	3	2～0	
		拿眼药水方法	5	4	3	2～0	
		观察眼药水	5	4	3	2～0	
		手指分开上下睑	5	4	3	2～0	
		滴眼药水方法、位置、量	10	8	6	4～0	
		恢复眼睑	5	4	3	2～0	
		滴药水后处理	5	4	3	2～0	
		洗手	5	4	3	2～0	
操作后	5	妥善安置患者，整理患者床单 用物处理恰当	5	4	3	2～0	
护患沟通	10	操作过程中能与患者良好沟通，取得合作	5	4	3	2～0	

续　表

项　目	项目总分	操　作　要　求	评分等级及分值				实际得分
			A	B	C	D	
操作熟练程度	5	动作轻巧、稳重、有条不紊	5	4	3	2～0	
操作质量	5	滴眼药水后感觉舒适 衣被未被污染	5	4	3	2～0	
总　计	100						
质量控制		1. 滴错眼者为不及格 2. 滴错眼药水者为不及格					

二、涂眼药膏法

(一) 训练目的与要求

1. 通过训练后能正确涂眼药膏。
2. 能熟悉不同类型的眼药膏对疾病治疗上的不同作用。
3. 熟记几种毒性眼药膏的名称。

(二) 用物准备

眼药膏、消毒棉球、消毒圆头玻璃棒等。

(三) 训练过程

1. 带教老师演示或观看录像。
2. 学生两人一组互扮角色、可重复多次组合。
3. 带教老师巡视、及时纠正不当之处。
4. 集中评价训练过程中存在的问题。

(四) 思考与练习

1. 何时用眼药膏比较好?
2. 眼药水与眼药膏在治疗上有何不同作用?

涂眼药膏法操作流程图

准备工作
1. 护士：仪表端庄，洗手，戴口罩
2. 物品：备齐用物，放置有序

↓

查对解释
1. 查对：眼药膏，患者的床号、姓名、眼别
2. 解释：向患者解释，取得合作

↓

核对体位
1. 核对：再次核对姓名、床号、眼别、眼药膏名称
2. 体位：患者取坐位或仰卧位、头稍后仰

↓

涂眼药膏

1. 站在患者对面或头侧
2. 左手拇指、食指轻轻分开上下睑，嘱患者眼球上转
3. 右手持玻璃棒蘸上绿豆大药膏，轻轻水平放入下穹隆部，左手轻放眼睑，嘱轻闭眼睑，同时转动玻璃棒从水平方向抽出，药膏被留在结膜囊内；或手持眼药膏软管，将药膏直接挤入下穹隆部结膜囊内
4. 按摩眼球
5. 用棉球揩去溢出眼外的眼药膏
6. 嘱患者轻闭眼两分钟

↓

注意事项

1. 涂眼药膏前检查圆头玻璃棒是否光滑完整
2. 涂眼药膏时不能将睫毛随同玻璃棒卷入结膜囊内
3. 如涂市售管装眼药膏时，用前先将管口部前一段挤掉，软管口不能触及睫毛、睑缘、结膜、角膜等组织

↓

再次核对 再次核对姓名、床号、眼别、眼药膏名称

↓

记录结果 记录涂眼药膏后有无不良反应

↓

清理工作

1. 整理床单，协助患者取舒适位置
2. 清理用物，洗手

涂眼药膏法操作评分标准

项　目	项目总分	操　作　要　求	评分等级及分值				实际得分
			A	B	C	D	
仪　表	5	工作衣、帽、鞋穿戴整齐 戴好口罩	5	4	3	2～0	
操作前准　备	10	洗手、修剪指甲	5	4	3	2～0	
		根据病情准备用物、放置合理	5	4	3	2～0	
操作过程	60	核对患者与眼别及眼药膏	10	8	6	4～0	
		做好解释，取得合作	5	4	3	2～0	
		取合适位置	5	4	3	2～0	
		拿眼药膏方法	5	4	3	2～0	
		观察眼药膏	5	4	3	2～0	
		手指分开上下睑	5	4	3	2～0	
		涂眼药膏方法、位置、量	10	8	6	4～0	
		恢复眼睑	5	4	3	2～0	
		涂药膏后处理	5	4	3	2～0	
		洗手	5	4	3	2～0	
操作后	5	妥善安置患者，整理患者床单 用物处理恰当	5	4	3	2～0	

续　表

项　目	项目总分	操　作　要　求	评分等级及分值				实际得分
			A	B	C	D	
护患沟通	5	操作过程中能与患者良好沟通，取得合作	5	4	3	2～0	
操作熟练程度	5	动作轻巧、稳重、有条不紊	5	4	3	2～0	
操作质量	10	涂眼药膏后感觉舒适 衣被未被污染	10	8	6	4～0	
总　计	100						
质量控制		1. 涂错眼者为不及格 2. 涂错眼药膏者为不及格					

三、洗眼法(结膜囊冲洗法)

(一) 训练目的与要求

1. 通过训练后能正确洗眼。
2. 能熟悉洗眼的目的与作用。
3. 熟记常用的洗眼药水的名称。

(二) 用物准备

洗眼壶、冲洗液(生理盐水、3%硼酸溶液、1∶5000升汞溶液、2%碳酸氢钠溶液等)、受水器、消毒棉球等。

(三) 训练过程

1. 带教老师演示或观看录像。
2. 学生两人一组互扮角色、可重复多次组合。
3. 带教老师巡视、及时纠正不当之处。
4. 集中评价训练过程中存在的问题。

(四) 思考与练习

1. 哪些患者不能进行洗眼？
2. 遇天冷洗眼液如何处理？

洗眼法操作流程图

准备工作
- 1. 护士：仪表端庄，洗手，戴口罩
- 2. 物品：备齐用物，放置有序

↓

查对与解释
- 1. 查对：洗眼药水，患者的床号、姓名、眼别
- 2. 解释：向患者解释，取得合作

↓

核对与体位
- 1. 核对：再次核对姓名、床号、眼别、冲洗药水名称
- 2. 体位：患者取坐位或仰卧位，自持受水器紧贴面颊部

↓

冲洗方法
1. 站在患者对面或头侧
2. 左手拇指、食指轻轻分开上下睑，嘱患者眼球上转
3. 右手持洗眼壶，先冲掉少量冲洗液，洗眼壶细嘴距眼 2～3cm 处
4. 先以少量冲洗液冲洗颊部皮肤，再移向眼部冲洗，并嘱咐患者转动眼球
5. 冲洗完毕，用干棉球轻轻揩干，然后取下受水器

↓

注意事项
1. 冲洗前再次观察冲洗液有无异常现象
2. 冲洗液温度要适宜，不可过热或过冷，冲洗前可在操作者手背上试滴
3. 动作要轻，勿压迫眼球，深层角膜溃疡、眼球穿孔等患者切勿冲洗
4. 洗眼药水不能直接冲洗在角膜上
5. 对不合作小儿的冲洗可采取拉勾开睑
6. 对传染性眼病，使用过的洗用具应严格消毒

↓

再次核对 再次核对姓名、床号、眼别、冲洗药水名称

↓

记录结果 记录冲洗结果与有无不良反应

↓

清理工作
1. 整理床单，协助患者取舒适位置
2. 清理用物，洗手

洗眼法操作评分标准

项目	项目总分	操作要求	评分等级及分值				实际得分
			A	B	C	D	
仪表	5	工作衣、帽、鞋穿戴整齐 戴好口罩	5	4	3	2～0	
操作前准备	10	洗手、修剪指甲	5	4	3	2～0	
		根据病情准备用物、放置合理	5	4	3	2～0	
操作过程	60	核对患者与眼别及冲洗药水	10	8	6	4～0	
		做好解释，取得合作	5	4	3	2～0	
		取合适位置	5	4	3	2～0	
		拿洗眼壶方法	5	4	3	2～0	
		观察洗眼药水	5	4	3	2～0	
		手指分开上下睑	5	4	3	2～0	
		冲洗方法、位置	10	8	6	4～0	
		恢复眼睑	5	4	3	2～0	
		洗眼后处理	5	4	3	2～0	
		洗手	5	4	3	2～0	
操作后	5	妥善安置患者，整理患者床单 用物处理恰当	5	4	3	2～0	

续　表

项　目	项目总分	操　作　要　求	评分等级及分值				实际得分
			A	B	C	D	
护患沟通	5	操作过程中能与患者良好沟通,取得合作	5	4	3	2～0	
操作熟练程度	5	动作轻巧、稳重、有条不紊	5	4	3	2～0	
操作质量	10	洗眼后无明显感觉不适 衣被未被污染	10	8	6	4～0	
总　计	100						
质量控制		1. 洗错眼者为不及格 2. 洗眼药水用错者为不及格					

四、泪道冲洗法

(一) 训练目的与要求

1. 通过训练后能正确泪道冲洗。
2. 能熟悉泪道冲洗的目的与作用。
3. 能判断泪道冲洗的结果与记录。

(二) 用物准备

注射器、泪道冲洗针头、冲洗液(生理盐水或0.25%氯霉素眼药水等)、1%丁卡因溶液、消毒棉球等。

(三) 训练过程

1. 带教老师演示或观看录像。
2. 学生四人一组互扮角色。
3. 带教老师巡视、及时纠正不当之处。
4. 集中评价训练过程中存在的问题。

(四) 思考与练习

1. 冲洗针头无法插入泪小点时如何处理?
2. 如何判断泪道冲洗的结果与正确地记录?

泪道冲洗法操作流程图

准备工作
- 1. 护士:仪表端庄,洗手,戴口罩
- 2. 物品:备齐用物,放置有序

↓

查对与解释
- 1. 查对:患者的床号、姓名、眼别
- 2. 解释:向患者解释,取得合作

↓

核对与体位
- 1. 核对:再次核对姓名、床号、眼别
- 2. 体位:患者取坐位或仰卧位

↓

麻醉方法　含1%丁卡因溶液的小棉签置于上下泪点之间表面麻醉3～5分钟

冲洗方法
1. 站在患者对面或头侧，左手拇指轻轻向下拉开下睑内眦部，充分暴露下泪小点
2. 右手持含有冲洗液的注射器，将冲洗针头先垂直插入泪小点1～2mm，然后注射器向下转为水平，针头顺泪小管方向慢慢进针5～6mm
3. 缓缓注入冲洗液，边注射边询问患者口中有无感觉液体流入，并观察液体有无返流及回流液体的性状
4. 冲洗完毕，用干棉球轻轻揩干眼部

↓

注意事项
1. 动作要轻巧、准确
2. 泪点狭窄者，先用泪点扩张器扩大泪点再进行冲洗
3. 若进针遇阻力不可猛力强行推进，以免损伤泪道
4. 注入冲洗液时，如出现皮下肿胀，为针头误入皮下，立即停止冲洗
5. 对婴幼儿泪道冲洗要多人合作

↓

再次核对　再次核对姓名、床号、眼别

↓

记录结果　记录冲洗结果(通畅、狭窄、阻塞、有无脓液返回)

↓

清理工作
1. 协助患者取舒适位置
2. 清理用物，洗手

泪道冲洗法操作评分标准

项目	项目总分	操作要求	评分等级及分值				实际得分
			A	B	C	D	
仪表	5	工作衣、帽、鞋穿戴整齐 戴好口罩	5	4	3	2～0	
操作前准备	10	洗手、修剪指甲	5	4	3	2～0	
		根据病情准备用物、放置合理	5	4	3	2～0	
操作过程	60	核对患者与眼别	5	4	3	2～0	
		做好解释，取得合作	5	4	3	2～0	
		取合适位置	5	4	3	2～0	
		使用1%丁卡因溶液	5	4	3	2～0	
		抽取冲洗药水	5	4	3	2～0	
		手指分开下睑内眦	5	4	3	2～0	
		冲洗方法	10	8	6	4～0	
		恢复眼睑	5	4	3	2～0	
		冲洗后处理	5	4	3	2～0	
		记录与判断结果	5	4	3	2～0	
		洗手	5	4	3	2～0	

续　表

项　目	项目总分	操　作　要　求	评分等级及分值				实际得分
			A	B	C	D	
操作后	5	妥善安置患者 用物处理恰当	5	4	3	2～0	
护患沟通	5	操作过程中能与患者良好沟通，取得合作	5	4	3	2～0	
操作熟练程度	5	动作轻巧、稳重、有条不紊	5	4	3	2～0	
操作质量	10	冲洗后无明显不适感与疼痛感 衣被未被污染	10	8	6	4～0	
总　计	100						
质量控制		1. 眼别冲洗错者为不及格 2. 造成泪道创伤者为不及格					

五、结膜下注射法(示教)

(一) 训练目的与要求

1. 通过在患者眼部示教或动物眼训练后能了解结膜下注射过程。
2. 能熟悉结膜下注射对眼部疾病治疗上的作用。
3. 能了解常用的结膜下注射的药物与作用。

(二) 用物准备

1～2ml 的注射器、$4\frac{1}{2}$～6 号注射针头、注射液、1％丁卡因溶液、眼药水、眼药膏、消毒棉球、纱布、胶布等。

(三) 训练过程

1. 观看录像或带教老师演示。
2. 学生十人一组观看指导老师演示或每个学生在动物眼上结膜下注射一次。
3. 带教老师巡视、及时纠正不当之处。
4. 集中评价训练过程中存在的问题。

(四) 思考与练习

1. 哪些眼病需要结膜下注射？
2. 结膜下注射的目的与作用？

结膜下注射法操作流程图

准备工作
- 1. 护士：仪表端庄，洗手，戴口罩
- 2. 物品：备齐用物，放置有序

↓

查对与解释
- 1. 查对：患者的床号、姓名、眼别、药名
- 2. 解释：向患者解释，取得合作

↓

核对与体位
- 1. 核对：再次核对姓名、床号、眼别、药名
- 2. 体位：患者取坐位或仰卧位

↓

麻醉方法 结膜囊滴1%丁卡因溶液三次(每次间隔3～5分钟)

↓

注射方法
1. 站在患者对面或头侧,左手拇、指食指轻轻分开上下睑
2. 右手持注射器在近角膜5～6mm以外的球结膜进针,进针角度与眼球表面呈10～15度角,缓慢进针5～6mm
3. 缓缓注入药液,此时可见球结膜呈鱼泡样隆起
4. 拔出针头,滴抗生素眼药水,涂抗生素眼药膏,纱布包盖一天

↓

注意事项
1. 注射前要再次询问药物过敏史
2. 注射选择在上方时,嘱患者眼球向下方注视,注射选择在下方时,嘱患者眼球向上方注视,以更好地暴露注射部位
3. 进针时避开血管,并嘱患者勿转动眼球
4. 每次注射量一般不超过1ml,对需多次注射者,更换注射位置

↓

再次核对 再次核对姓名、床号、眼别

↓

记录结果 记录注射结果与有无不良反应

↓

清理工作
1. 协助患者取舒适位置
2. 清理用物,洗手

结膜下注射法操作评分标准

项　目	项目总分	操　作　要　求	评分等级及分值				实际得分
			A	B	C	D	
仪　表	5	工作衣、帽、鞋穿戴整齐 戴好口罩	5	4	3	2～0	
操作前准　备	10	洗手、修剪指甲	5	4	3	2～0	
		根据病情准备用物、放置合理	5	4	3	2～0	
操作过程	60	核对患者与眼别、药名	5	4	3	2～0	
		做好解释,取得合作	5	4	3	2～0	
		取合适位置	5	4	3	2～0	
		滴1%丁卡因溶液方法	5	4	3	2～0	
		抽取注射药水方法	5	4	3	2～0	
		手指分开上下睑	5	4	3	2～0	
		结膜下注射方法、位置、量	10	8	6	4～0	
		恢复眼睑	5	4	3	2～0	
		注射后滴药水	5	4	3	2～0	
		注射后涂眼药膏	5	4	3	2～0	
		眼部包盖	5	4	3	2～0	

续　表

项　目	项目总分	操　作　要　求	评分等级及分值				实际得分
			A	B	C	D	
操作后	10	妥善安置患者	5	4	3	2～0	
		用物处理恰当	5	4	3	2～0	
护患沟通	5	操作过程中能与患者良好沟通，取得合作	5	4	3	2～0	
操作熟练程度	5	动作轻巧、稳重、有条不紊	5	4	3	2～0	
操作质量	5	结膜下注射后无异常情况出现 衣被未被污染	5	4	3	2～0	
总　计	100						
质量控制		1. 眼别错者为不及格 2. 注射药水错者为不及格					

六、球后注射法(示教)

(一) 训练目的与要求

1. 通过在患者眼部示教或动物眼训练后能了解球后注射。

2. 能熟悉球后注射对眼部疾病治疗上的作用。

3. 能了解常用球后注射的药物与作用。

(二) 用物准备

1～2ml 的注射器、口腔科 5 号注射针头、注射液、2％碘酊、75％酒精、消毒棉签、纱布、胶布等。

(三) 训练过程

1. 观看录像或带教老师演示。

2. 学生十人一组观看指导老师演示或每个学生在动物眼上球后注射一次。

3. 带教老师巡视、及时纠正不当之处。

4. 集中评价训练过程中存在的问题。

(四) 思考与练习

1. 哪些眼病需要球后注射？

2. 球后注射的目的与作用？

球后注射法操作流程图

准备工作
- 1. 护士：仪表端庄，洗手，戴口罩
- 2. 物品：备齐用物，放置有序

↓

查对与解释
- 1. 查对：患者的床号、姓名、眼别、药名
- 2. 解释：向患者解释，取得合作

↓

核对与体位
1. 核对：再次核对姓名、床号、眼别、药名
2. 体位：患者取仰卧位

↓

注射方法
1. 站在患者头侧
2. 分别用2%碘酊、75%酒精消毒下睑皮肤
3. 嘱患者眼球向鼻上方注视，并保持眼球不动
4. 操作者双手拇指食指消毒，左手指压紧消毒区边缘的皮肤，右手持注射器在眶下缘中外1/3界处进针，针头眶缘垂直于皮肤刺入10～15mm后，再将针头转向眶尖方向(内上方)继续进针，共进针深度30～35mm，返抽注射器无回血，可将药液缓缓注入
5. 拔出针头，嘱闭眼并盖消毒纱布，压迫眼球片刻

↓

注意事项
1. 注射前要再次询问药物过敏
2. 严格无菌操作
3. 进针时深度不宜超过35mm，进针时如有明显抵抗感，不得强进针
4. 返抽注射器有回血，立即拔出针头，并压迫止血

↓

再次核对 再次核对姓名、床号、眼别、药名

↓

记录结果 记录注射结果与有无不良反应

↓

清理工作
1. 协助患者取舒适位置
2. 清理用物，洗手

球后注射法操作评分标准

项 目	项目总分	操 作 要 求	评分等级及分值 A	B	C	D	实际得分
仪 表	5	工作衣、帽、鞋穿戴整齐 戴好口罩	5	4	3	2～0	
操作前准备	10	洗手、修剪指甲	5	4	3	2～0	
		根据病情准备用物、放置合理	5	4	3	2～0	
操作过程	60	核对患者与眼别、药名	5	4	3	2～0	
		做好解释，取得合作	5	4	3	2～0	
		取合适位置	5	4	3	2～0	
		抽取注射药水方法	5	4	3	2～0	
		消毒过程	10	8	6	4～0	
		手指固定位置	5	4	3	2～0	
		球后注射位置、深度、角度、量	10	8	6	4～0	
		拔针	5	4	3	2～0	
		眼部包盖	5	4	3	2～0	
		纱布压迫	5	4	3	2～0	

续　表

项　目	项目总分	操　作　要　求	评分等级及分值				实际得分
			A	B	C	D	
操作后	10	妥善安置患者，整理患者床单	5	4	3	2～0	
		用物处理恰当	5	4	3	2～0	
护患沟通	5	操作过程中能与患者良好沟通，取得合作	5	4	3	2～0	
操作熟练程度	5	动作轻巧、稳重、有条不紊	5	4	3	2～0	
操作质量	5	结膜下注射后无异常情况出现 衣被未被污染	5	4	3	2～0	
总　计	100						
质量控制		1. 眼别错者为不及格 2. 注射药水错者为不及格					

七、翻眼皮法

(一) 训练目的与要求

1. 通过训练后能正确翻眼皮。
2. 熟悉眼科哪些疾病需翻眼皮检查。

(二) 用物准备

无。

(三) 训练过程

1. 带教老师演示或观看录像。
2. 学生两人一组互扮角色、可重复多次组合。
3. 带教老师巡视、及时纠正不当之处。
4. 集中评价训练过程中存在的问题。

(四) 考核

单一考核。

翻眼皮法操作流程图

准备工作
1. 护士：仪表端庄，洗手，戴口罩
2. 物品：无

↓

查对与解释
1. 查对：患者的床号、姓名、眼别
2. 解释：向患者解释，取得合作

↓

核对与体位
1. 核对：再次核对姓名、床号、眼别
2. 体位：患者取坐位

↓

翻眼皮方法

1. 站在患者对面
2. 嘱患者向下注视
3. 操作者左手大拇指与食指抓住上眼睑组织(正中、睫毛上方),向前提起,并食指向下轻压、大拇指向上轻压,翻起眼皮后大拇指固定眼睑
4. 轻轻放松眼睑,使眼皮恢复自然状态

↓

注意事项

1. 翻眼皮时一定要嘱患者向下注视、不可闭眼
2. 两手指抓提上眼睑组织时不可太少、不可抓提睫毛
3. 动作要轻巧

↓

再次核对 再次核对姓名、床号、眼别

↓

记录结果 记录检查结果

↓

清理工作

1. 协助患者取舒适位置
2. 清理用物,洗手

翻眼皮操作评分标准

项目	习题总分	操作要求	评分等级及分值				实际得分
			A	B	C	D	
仪表	5	工作衣、帽、鞋穿戴整齐	5	4	3	2～0	
操作前准备	10	洗手	5	4	3	2～0	
		修剪指甲	5	4	3	2～0	
操作过程	60	核对患者与眼别	5	4	3	2～0	
		做好解释,取得合作	5	4	3	2～0	
		患者取合适位置	5	4	3	2～0	
		用手正确	5	4	3	2～0	
		一次翻眼皮成功	30				
		二次翻眼皮成功		20			
		三次翻眼皮成功			10		
		恢复眼睑	5	4	3	2～0	
		洗手	5	4	3	2～0	
操作后	10	患者无明显不适感	10	8	6	4～0	
医患沟通	5	操作过程中能与患者良好沟通,取得合作	5	4	3	2～0	
操作熟练程度	10	动作轻巧、稳重、有条不紊	10	8	6	4～0	
总计	100						
备注		1. 三次翻眼皮不成功者为不及格 2. 连续充当病人≥5 次者加 10 分					

八、眼部加压包扎法

(一) 训练目的与要求

1. 通过训练后能正确地眼部加压包扎(单眼、双眼)。
2. 熟悉眼科哪些疾病需眼部加压包扎。

(二) 用物准备

纱布、绷带、胶布。

(三) 训练过程

1. 带教老师演示或观看录像。
2. 学生两人一组互扮角色、可重复多次组合。
3. 带教老师巡视、及时纠正不当之处。
4. 集中评价训练过程中存在的问题。

(四) 考核

单一考核。

眼部加压包扎法操作流程图

准备工作
1. 护士：仪表端庄，洗手，戴口罩
2. 物品：备齐用物，放置有序

↓

查对与解释
1. 查对：患者的床号、姓名、眼别
2. 解释：向患者解释，取得合作

↓

核对与体位
1. 核对：再次核对姓名、床号、眼别
2. 体位：患者取坐位或仰卧位

↓

眼部加压包扎法

(一) 单眼法(坐位)
1. 站在患者对面
2. 纱布盖眼、胶布固定
3. 打开绷带后先在额部正中预放一段绷带，在额部开始绕 2～3 圈，然后向下(包扎眼)斜向耳垂下方—枕部—对侧前额环绕，直至绕完绷带，尾端胶布固定，额部正中绷带打结

(二) 双眼法(仰卧位)
1. 站在患者头顶
2. 纱布盖眼、胶布固定
3. 患者轻抬头，打开绷带后先在额部绕 2～3 圈，然后向前下到右侧耳垂下方—枕部—左侧耳后—耳前—右侧前额—环绕额部至左上额(八字形)，直至绕完绷带，尾端胶布固定

↓

注意事项
1. 绷带包扎后松紧适度
2. 耳廓、睑裂、鼻孔等不可遮盖
3. 绷带毛边要进行合理处置

↓

再次核对
再次核对姓名、床号、眼别

↓

记录结果　记录包扎情况

↓

清理工作　1. 协助患者取舒适位置
　　　　　2. 清理用物，洗手

眼部加压包扎操作评分标准

项　目	习题总分	操　作　要　求	评分等级及分值				实际得分
			A	B	C	D	
仪　表	5	工作衣、帽、鞋穿戴整齐	5	4	3	2～0	
操作前准　备	10	洗手、修剪指甲	5	4	3	2～0	
		根据病情准备用物、放置合理	5	4	3	2～0	
操作过程	60	核对患者与眼别	10	8	6	4～0	
		做好解释，取得合作	5	4	3	2～0	
		取合适位置	5	4	3	2～0	
		纱布盖眼	5	4	3	2～0	
		粘胶布	5	4	3	2～0	
		撕开绷带	5	4	3	2～0	
		使用绷带	10	8	6	4～0	
		粘胶布或打结	5	4	3	2～0	
		解除绷带	5	4	3	2～0	
		解除纱布	5	4	3	2～0	
操作后	5	绷带、纱布处置	5	4	3	2～0	
医患沟通	5	操作过程中能与患者良好沟通，取得合作	5	4	3	2～0	
操作熟练程度	5	动作轻巧、稳当、有条不紊	5	4	3	2～0	
操作质量	10	包扎后感觉舒适、松紧适当 无耳廓、鼻孔被包扎，无脱落感 无绷带毛边悬挂于脸面部	10	8	6	4～0	
总 计	100						
备注							

能力训练

一、单项选择题

1. 检查远视力时常用的距离是　　（　　）

　A. 5m　　B. 4m　　C. 3m　　D. 2m

2. 如果站在1m处仍不能辨认第一行视标怎么办？　　（　　）

　A. 查指数　　B. 查手动　　C. 查光觉　　D. 查色觉

3. 正常人白色视标动态视野的平均值颞侧为　　（　　）

　A. 55°　　B. 70°　　C. 60°　　D. 90°

4. 正常成人瞳孔直径2.5～4.0mm；瞳孔较小见于下列，但除幼儿和以下哪项外？　　（　　）

　A. 老年人　　B. 强光下

　C. 低视力眼　　D. 某些药物（如毛果云香碱）

二、填充题

1. 检查远视力时，一般情况下其视力表与被检查者的距离是______米，高度5.0(1.0)的视标与______________________________平。

2. 在3米处看到第一排视标。其视力是______________________________。

3. 视野检查分__________和____________两类。

4. 色觉检查时常用________色盲本，应在_______光线下进行，以___米距离为好，阅读判断时间在_______秒钟内。

5. 正常立体视：__________秒。

6. 指测法眼压记录时，以________________________表示眼压正常。

7. 色觉正常的男性与色盲基因携带者的女性结婚，所生男孩有_______%可能性是色觉异常的。

三、简答题

1. 视力检查时要注意什么问题？

2. 如何判断泪道冲洗的结果与正确地记录？

四、病例讨论

病例：患者，男性，18岁，高三毕业学生。在高考体检中发现辨色能力差（色盲），以往未曾检查色觉，父母亲均无色觉问题（辨色正常）。

1. 该学生色盲是先天性，是如何遗传的？

2. 他以后与一无色盲女子结婚，所生小孩在色觉方面又会如何？

（许　晨、许建平）

下篇

耳鼻咽喉科病人的护理

项目 9　耳部疾病病人的护理

学习目标

知识目标

1. 熟悉急性分泌性中耳炎的病因、临床表现、护理诊断。
2. 熟悉急性化脓性中耳炎的感染途径、临床表现。
3. 熟悉慢性化脓性中耳炎的临床特征、分型。
4. 了解特发性突聋的临床特点。
5. 了解梅尼埃病的临床特点。
6. 了解外耳道异物处理的方法。

能力目标

1. 会外耳道清洁。
2. 会外耳道滴药水。
3. 会耳部包扎。
4. 会咽鼓管吹张。

XIANG GUAN JIE POU YU SHENG LI

相关解剖与生理

一、耳的解剖

耳包括外耳、中耳、内耳三部分(见图 9－1)。

(一) 外耳(external ear)

1. 耳廓。由软骨、骨膜、皮肤、脂肪构成，耳垂仅有脂肪与结缔组织。

2. 外耳道。起自外耳道口，止于鼓膜，全长 2.5～3.5 cm。外 1/3 为软骨部，内 2/3 为骨部。由于外耳道呈“S”形，检查观看鼓膜时，成年人将耳廓向后上方拉(见图 9－2)；婴幼儿外耳道骨部及软骨部因发育不全，常呈一缝隙状，且外耳道外端略上斜，故检查时应将耳廓向后下外方拉。

(二) 中耳(middle ear)

中耳由鼓室、咽鼓管、鼓窦、乳突组成。

1. 鼓室。位于颞骨内，为一不规则含气空腔。鼓室内有三块听骨：锤骨、砧骨、镫骨，借韧带及关节相互连接，称听骨链。鼓室共有六壁。前壁上部有鼓膜张肌管开口和鼓室口。后

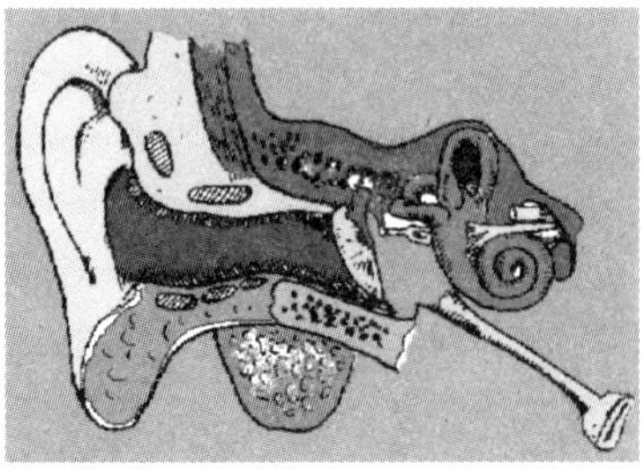

图 9－1　外、中、内耳结构示意图

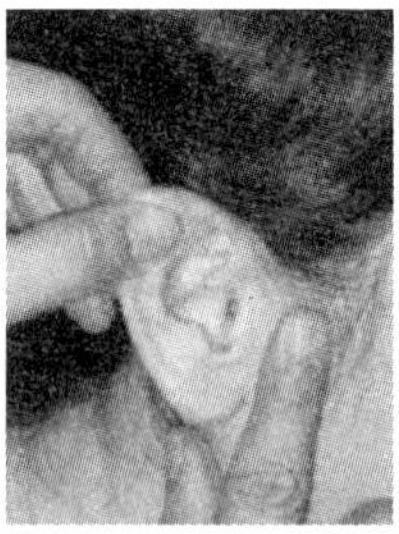

图 9－2　观察鼓膜时向后上方牵拉耳廓

壁为乳突壁，后上方为鼓窦入口，经此口通向鼓窦及乳突气房。上壁为鼓室盖。下壁以薄骨板与颈静脉球相隔。内壁为内耳的外侧壁，内壁上方为面神经管水平部。外壁由骨部和膜部构成，骨部在上方，鼓膜在下方，占大部分。鼓膜为一半透明膜，呈浅漏斗状，将中耳和内耳隔开，鼓膜厚约 0.1mm，高约 9mm，宽约 8mm，分松弛部、紧张部，松弛部有上皮层、粘膜层，但缺少紧张部独有的纤维组织层，鼓膜中央凹点称脐部，斜向前下方的三角形反光区称光锥。

2. 咽鼓管。为一细长的管道，成人长约 35mm。开口于鼻咽侧壁，借其咽部运动不断地开放，以调节和保持中耳与外界大气压的平衡，以维持中耳功能。成人咽鼓管长、细，咽口低于鼓室口，而婴幼儿的则较短、宽、平，咽口与鼓室口几乎在同一水平，并和下鼻道相平行，故婴幼儿易患中耳炎。

3. 鼓窦。为鼓室后上方的含气空腔，出生时已存在。上壁为鼓窦盖，与颅中窝相隔；内壁为外半规管及面神经管；后壁与颅后窝相隔；外壁为乳突皮层，相当于外耳道后上三角区。

4. 乳突。乳突由后天形成，多在 2 岁后开始发育。

(三) 内耳(inner ear)

内耳又称迷路，分骨迷路和膜迷路。两者形状相似，膜迷路位于骨迷路内。

1. 骨迷路。由前庭、耳蜗、半规管组成。

2. 膜迷路。借纤维束固定悬浮于骨迷路内的外淋巴液中，分椭圆囊、球囊、膜半规管及膜蜗管，各部互相连通。

二、耳的生理

(一) 听觉

人类听觉范围是 16～24000Hz，应用听力范围在 500～3000Hz。声音传入内耳的路径有两个，一是空气传导，另一是骨传导。在正常情况下以空气传导为主。

1. 空气传导。过程简示如下。

声波 ↓ 耳廓 → 外耳道 → 鼓膜 → 锤骨 → 砧骨 → 镫骨 → 前庭窗 → 内外淋巴 → 螺旋器 → 听神经 → 听觉中枢

声波→耳廓→外耳道→鼓膜	锤骨→砧骨→镫骨→前庭窗	内外淋巴	螺旋器→听神经	听觉中枢
空气振动	变压扩音	液体波动	感音　神经冲动	分析
(外耳)	(中耳)	(内耳)	(迷路后)	(大脑皮层)

2. 骨传导。声波经颅骨传入内耳。其传音效能与空气传导相比则微不足道。

(二)平衡

人体维持平衡主要依靠前庭、视觉及本体感觉三个系统的相互协调来完成，其中前庭系统最为重要。

任务1　分泌性中耳炎病人的护理

病例导入

患者，男性，8岁。主诉：双耳胀闷感、听力减退伴轻微耳痛四天。有感冒史，否认头部外伤史。检查：T37.0℃，颈深淋巴结无肿大，双耳外耳道无异常，鼓膜轻度充血呈淡黄色、光锥缩短变形、锤骨柄移位、鼓室积液，音叉试验呈传导性耳聋，咽隐窝无充血、隆起。初步诊断：双耳分泌性中耳炎。诊断依据：

1. 患者为男性，8岁；

2. 双耳胀闷感、听力减退伴轻微耳痛四天；发病前有感冒史，否认头部外伤史；

3. 检查：T37.0℃，双耳鼓膜轻度充血呈淡黄色、光锥缩短变形、锤骨柄移位、鼓室积液，音叉试验呈传导性耳聋。

工作过程

一、护理诊断

1. 感知改变。听力下降，与中耳负压、中耳积液有关。

2. 耳痛。与咽鼓管阻塞有关。

3. 知识缺乏。缺乏分泌性中耳炎的防治知识。

二、护理目标

1. 患者掌握自行咽鼓管吹张方法。

2. 耳痛、耳闭塞感消失，听力好转。

3. 了解分泌性中耳炎的防治知识。

三、护理措施

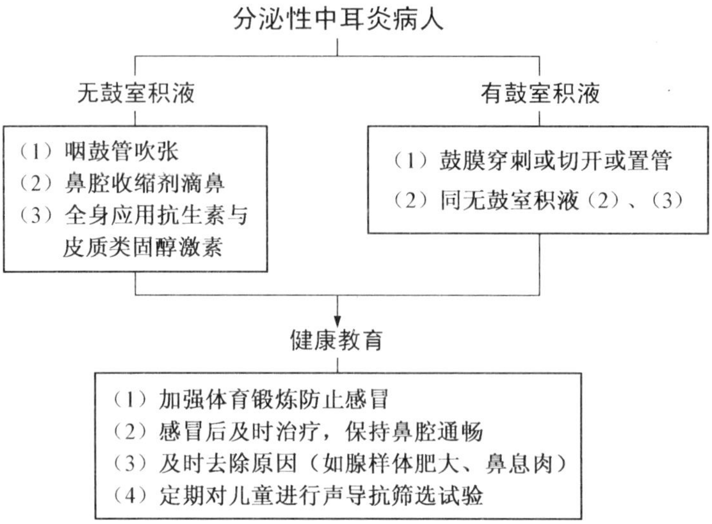

BEI JING ZHI SHI

背景知识

分泌性中耳炎(secretory otitis media)是以鼓室积液、听力下降为主的中耳非化脓性炎性疾病，以往病名繁多，如卡他性中耳炎、浆液性中耳炎、粘液性中耳炎、渗出性中耳炎、胶耳等。分泌性中耳炎可分为急性和慢性两种。急性分泌性中耳炎早期若及时处理，可获痊愈，否则即转变为慢性分泌中耳炎，后者若仍未得到合理治疗，拖延日久，中耳可发生粘连、鼓室硬化等不易恢复的病变，或继发感染化脓，或可形成胆脂瘤。此病多发生于冬春季节，儿童、成人均可发病，儿童患者常被忽视。

一、病因与发病机制

目前本病病因尚未完全明确，目前认为主要和咽鼓管阻塞、感染、免疫反应有关。

二、临床表现

1. 多有感冒史，耳胀痛、耳鸣、阻塞感，听力下降(体位垂直时明显)，自声增强。

2. 鼓膜充血，以松弛部明显；鼓膜内陷，松弛部凹入上鼓室；锤骨短突和鼓膜前后皱襞明显；光锥变形或消失；锤骨柄后斜呈横位(假短现象)；透过鼓膜见到液平面或小泡(积液征)。

3. 检查：音叉试验及纯音听力检查为传导性耳聋，少数病人听阈无明显改变，重者听力损失可达 40dB 左右，在病程中，听阈可以有一定的波动，这可能与中耳积液量的变化有关，听力损失主要以低频为主，但由于中耳传声结构及两窗的阻抗变化，高频气导及骨导听力亦可下降。声导抗图检查对分泌性中耳炎的诊断具有重要指导意义，B 型鼓室曲线为分泌性中耳炎的典型曲线；C3 型高负压型曲线提示咽鼓管功能不良，部分有鼓室积液。

对于一侧鼓室积液的成年病人，应特别注意有无原发病——鼻咽癌的可能。仔细检查鼻咽部和双侧颈深淋巴结上群是非常必要的。同时，应测定血清中 EB 病毒抗体水平。

三、治疗原则

消除病因，适当使用抗生素和皮质类固醇激素，促使咽鼓管通畅，去除中耳积液。

任务 2　急性化脓性中耳炎病人的护理

病例导入

患者，男性，4 岁。主诉（父母）：左耳剧烈疼痛、听力下降伴呕吐腹泻一天；近期有感冒史。检查：T38.5℃，颈部淋巴结肿大，左耳廓未见疱疹，无耳廓牵拉痛，鼓膜鲜红色充血、未见穿孔，音叉试验呈传导性耳聋。初步诊断：左耳急性化脓性中耳炎。诊断依据：

1. 患者为男性，4 岁；
2. 左耳剧烈疼痛、听力下降伴呕吐腹泻一天；近期有感冒史；
3. 检查：T38.5℃，左耳鼓膜鲜红色充血，音叉试验呈传导性耳聋。

工作过程

一、护理诊断

1. 耳痛。与中耳炎症、鼓室积脓压力增高有关。

2. 感知改变。听力下降，与鼓膜充血、鼓室积脓或鼓膜穿孔等有关。

3. 体温升高。与中耳炎症、化脓有关。

4. 焦虑。与耳痛、听力下降有关。

二、护理目标

1. 耳痛缓解至消失。
2. 听力恢复正常。
3. 体温恢复正常。
4. 能采取有效的预防措施。

三、护理措施

急性化脓性中耳炎病人

鼓膜未穿孔
（1）抗生素，剂量足，疗程足
（2）鼻腔收缩剂滴鼻
（3）消炎镇痛滴耳液滴耳
（4）物理降温

鼓膜已穿孔
（1）同鼓膜未穿孔（1）、（2）
（2）吸除外耳道脓液
（3）3%双氧水清洗外耳道后滴抗炎滴耳液

健康教育
（1）加强体育锻炼防止感冒和各种传染病
（2）产妇避免平卧位哺乳，哺乳后婴儿直立位并轻拍其背部
（3）鼓膜愈合前外耳道避免进水（如游泳）
（4）鼓膜穿孔长期不愈应行鼓膜修补术

BEI JING ZHI SHI

背景知识

急性化脓性中耳炎(acute suppurative otitis media)是中耳黏膜的急性化脓性炎症。常见于儿童,好发于冬春季节。病变主要位于鼓室,但中耳其他各部亦常受累。

一、病因与发病机制

本病多继发于上呼吸道感染,主要由三种感染途径引起。

1. 咽鼓管途径:急性传染病,污水中游泳、跳水、不适当的咽鼓管吹张和擤鼻,婴幼儿哺乳时位置不当。此途径感染最多见。

2. 鼓膜途径:不符合无菌操作的鼓膜穿刺及鼓膜外伤。

3. 血行途径:极少见。

二、临床表现

1. 全身症状。鼓膜穿孔前全身症状明显,可有畏寒、发热、倦怠、食欲减退,一般小儿症状更重,可有高热、惊厥,常伴有呕吐、腹泻等症状。当鼓膜穿孔后,体温可下降,全身症状减轻。

2. 局部症状。

(1) 耳痛:鼓膜穿孔前症状明显,可出现搏动性跳痛或刺痛,并可向同侧头部或牙区放射,鼓膜一旦穿孔,耳痛明显减轻。

(2) 听力减退及耳鸣:开始感耳闷,继感听力下降,可伴耳鸣、眩晕,如耳痛剧烈,常被忽

略，鼓膜穿孔后听力反而提高。

（3）耳流脓：鼓膜穿孔后即有脓血性分泌物及脓性分泌物流出。

3. 检查。早期可见鼓膜松弛部充血，继之弥漫性充血，向外膨隆，标志不清楚；穿孔开始小，不易看见，仅可见穿孔处鼓膜有搏动亮点或见脓液从该处涌出。听力检查呈传导性耳聋。实验室检查白细胞总数及多形核白细胞增加；鼓膜穿孔后血象逐渐正常。

三、治疗原则

控制感染，通畅引流，去除病因，防止再发，及时鼓膜修补。

任务3　慢性化脓性中耳炎病人的护理

病例导入

患者，男性，16岁。主诉：右耳反复间歇性流脓伴听力下降两年。两年前有右耳急性化脓性中耳炎病史。检查：T37.0℃，右外耳道有粘脓性液，不臭，鼓膜紧张部中央性穿孔（见图9－3）。音叉试验呈传导性耳聋。X线片示无骨质破坏。初步诊断：右耳慢性化脓性中耳炎（单纯性）。诊断依据：

1. 患者为男性，16岁；

2. 右耳反复间歇性流脓伴听力下降两年；两年前有"右耳急性化脓性中耳炎病史"；

3. 检查：T37.0℃，右外耳道有粘脓性液，不臭，鼓膜紧张部中央性穿孔。音叉试验呈传导性耳聋；

4. CT检查示无骨质破坏。

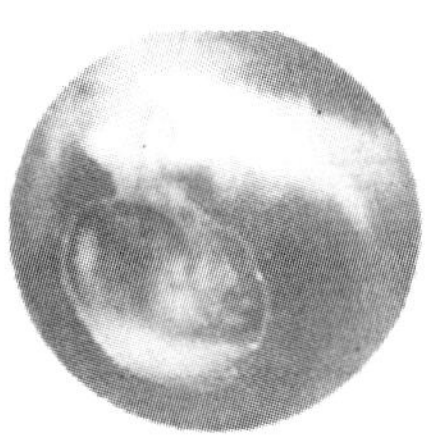

图9－3　鼓膜紧张部中央性穿孔

工作过程

一、护理诊断

1. 感知改变。听力下降，与鼓膜穿孔、中耳结构损害等有关。

2. 知识缺乏。对慢性化脓性中耳炎，尤其是胆脂瘤型中耳炎和骨疡型中耳炎治疗的重要性及可能发生耳源性并发症的危险性认识不足。

3. 潜在并发症。颅内并发症如脑膜炎、脑脓肿等，颅外并发症如面神经麻痹、迷路炎、耳后骨膜下脓肿等，与慢性化脓性中耳炎骨质破坏、炎症扩散等有关。

4. 疼痛。与中耳局部炎症或耳部手术创伤有关。

5. 耳漏。由于慢性化脓性中耳炎鼓膜穿孔、细菌感染所致。

二、护理目标

1. 了解手术目的和术后注意事项，主动配合治疗和护理。
2. 术后耳流脓消失，听力改善。
3. 未发生耳源性并发症。
4. 出院前病人能掌握滴耳药的正确用法。

三、护理措施

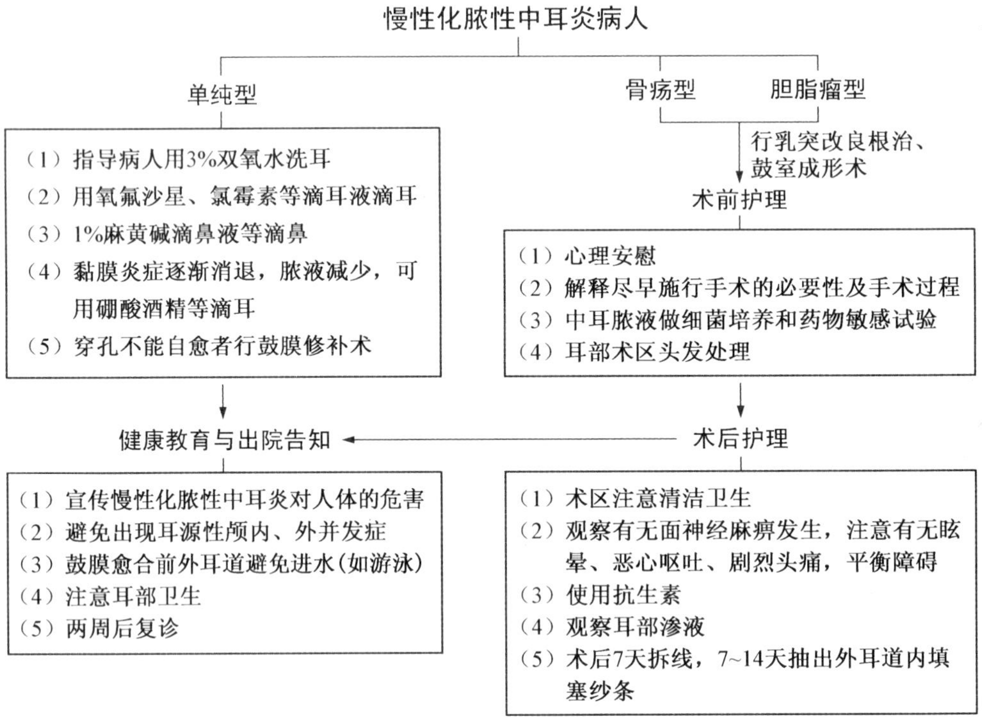

BEI JING ZHI SHI

背景知识

慢性化脓性中耳炎(chronic suppurative otitis media)是中耳黏膜、骨膜或深达骨质的慢性化脓性炎症。临床特点为耳部长期持续性或间歇性流脓、鼓膜穿孔和听力下降。如治疗不当，本病可引起严重的颅内、外并发症而危及生命。

一、病因与发病机制

多因急性期治疗不当或延误治疗而成，鼻咽部的慢性病灶也是重要病因。本病的常见致病菌多为变形杆菌、绿脓杆菌、金黄色葡萄球菌等，其中革兰阴性杆菌较多。有时可见两种以上细菌的混合感染。

二、临床表现

1. 临床特点。患耳长期反复流脓、耳聋、鼓膜穿孔(见图9-4)。

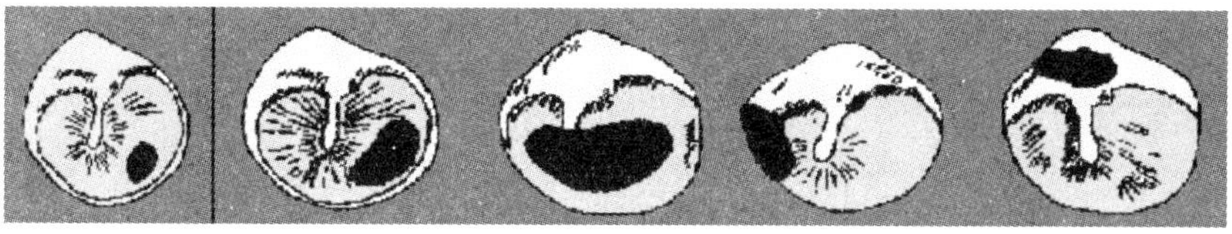

图9-4　鼓膜穿孔示意图

2. 临床类型。慢性化脓性中耳炎可分为三型,即单纯型、骨疡型、胆脂瘤型(见表9-1)。

表9-1　慢性化脓性中耳炎类型

	单纯型	骨疡型	胆脂瘤型
流脓	间歇性 呈粘液或粘脓	持续性 呈粘稠脓液、有臭味	持续性 含上皮脱屑脓、奇臭
鼓膜	紧张部中央小穿孔	紧张部中央大穿孔或边缘性穿孔	松弛部或边缘性穿孔
X线(CT)片	无骨质破坏	有骨质破坏	可见胆脂瘤空洞
并发症	少见	常见	多见

三、并发症

(一)感染扩散途径

1. 经破坏、缺损骨壁途径。此途径最常见,当骨质有破坏或缺损时,感染可向颅内、向耳后骨膜下或颈深部或内耳等处漫延,引起相应的并发症。

2. 经解剖通道或未闭骨缝途径。正常的解剖通道如前庭窗、蜗窗、内耳道等可作为感染的通道,小儿未闭的骨缝亦可被细菌或毒素利用而引起各种耳源性并发症。

3. 血行途径。感染可以中耳内的小血管,乳突的小静脉经血行途径而播散。

(二)常见并发症

1. 颅外。如耳后骨膜下脓肿、颈部贝佐尔德脓肿(Bezold's abscess)、迷路炎、周围面神经麻痹等。

2. 颅内。如硬脑膜外脓肿、乙状窦血栓性静脉炎、耳源性脑膜炎、耳源性脑脓肿等。

四、治疗原则

1. 单纯型。以消除病因,控制感染,听力重建为主。

2. 骨疡型、胆脂瘤型。以通畅引流,清除病灶、防治并发症为主。

任务4 特发性耳聋病人的护理

病例导入

患者，男性，20岁。主诉：右耳耳鸣两小时，听力突然下降半小时。因临近考试已经通宵看书两天。检查：T36.5℃，双外耳道无异常，鼓膜完整、无充血。音叉试验提示右耳感音性耳聋。初步诊断：右耳特发性耳聋。诊断依据：

1. 患者为男性，20岁；
2. 右耳耳鸣两小时，听力突然下降半小时；患者因临近考试已经通宵看书两天；
3. 双外耳道无异常，鼓膜完整、无充血。音叉试验提示右耳感音性耳聋。

工作过程

一、护理诊断

1. 感知改变。听力下降，由突发性听力损失所致。

2. 舒适状态改变。与眩晕、恶心、呕吐、耳鸣有关。

3. 焦虑。与眩晕和听力障碍及担心预后有关。

4. 知识缺乏。由于对疾病缺乏认识所致。

二、护理目标

1. 听力提高或恢复正常。
2. 自述眩晕消失或减轻。
3. 自觉耳鸣减轻或消失。
4. 能采用有效的应对方法来控制焦虑，对疾病有一定的认识，使心理和生活上的舒适感有所增加。

三、护理措施

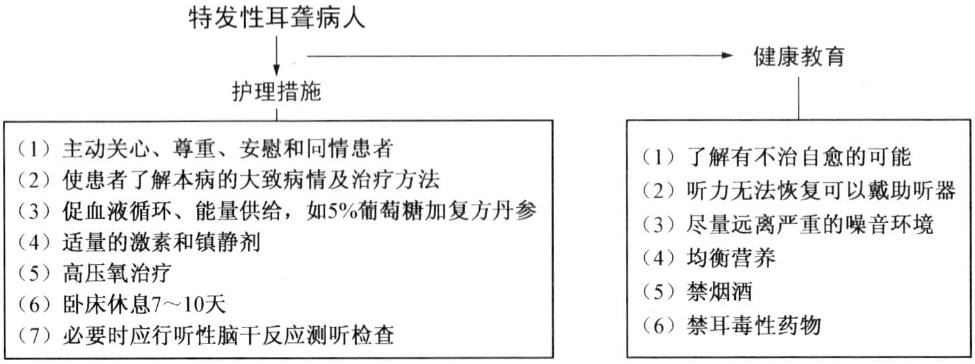

BEI JING ZHI SHI

背景知识

特发性耳聋(idiopathic sudden sensorineural hearing loss)是指瞬息间突然发生的、原因不明的感音性耳聋。患者的听力在数分钟或数小时内下降至最低点,少数患者可在3日内。患者多能准确提供发病时间、地点和情形。以单耳发病多见。

一、病因与发病机制

病因不明确,可能与内耳供血障碍或病毒感染有关。情绪波动、疲劳及烟酒过度可诱发。

二、临床表现

1. 晚间或晨起发病,单耳多见,初为耳鸣,数小时后突然听力下降。可伴有眩晕、恶心呕吐及眼球震颤,可有听神经瘤(听性脑干诱发电位可早期诊断)。

2. 听力检查为感音性耳聋。

三、治疗原则

1. 改善微循环,给以适量激素。

2. 休息。

3. 查找病因及治疗。必要时应行听性脑干反应测听、颅脑CT扫描、经颅多普勒等特殊检查,以除外小脑脑桥角肿瘤和因椎—基底动脉缺血而致的听力损失和眩晕。

任务5　梅尼埃病病人的护理

病例导入

患者,女,40岁。突发旋转性眩晕伴左耳持续性耳鸣、耳闷、恶心呕吐,睁眼眩晕加重两小时。以往类似上述症状发生过多次。否认心脑血管疾病史,否认服用耳毒性药物、慢性化脓性中耳炎、中耳手术、外伤、面瘫史。检查:T36.5℃,耳部无疱疹,鼓膜完整,咽鼓管功能正常,自发性水平性眼球震颤。颞骨X线无明显异常。其余检查不配合。初步诊断:梅尼埃病。诊断依据:

1. 患者为女性,40岁;

2. 突发旋转性眩晕伴左耳持续性耳鸣、耳闷、恶心呕吐,睁眼眩晕加重两小时,以往有类似病史;

3. 检查:鼓膜完整,咽鼓管功能正常,自发性水平性眼球震颤。颞骨X线无明显异常。

工作过程

一、护理诊断

1. 舒适改变。与眩晕、耳鸣、耳闷等有关。
2. 恐惧。与突然发病，并出现严重的眩晕、呕吐有关。
3. 知识缺乏。由于对疾病缺乏认识所致。
4. 外伤可能。与眩晕有关。

二、护理目标

1. 眩晕、耳鸣、耳闷减轻或消失。
2. 情绪稳定能配合治疗。
3. 知道本病的防治要点。
4. 避免外伤。

三、护理措施

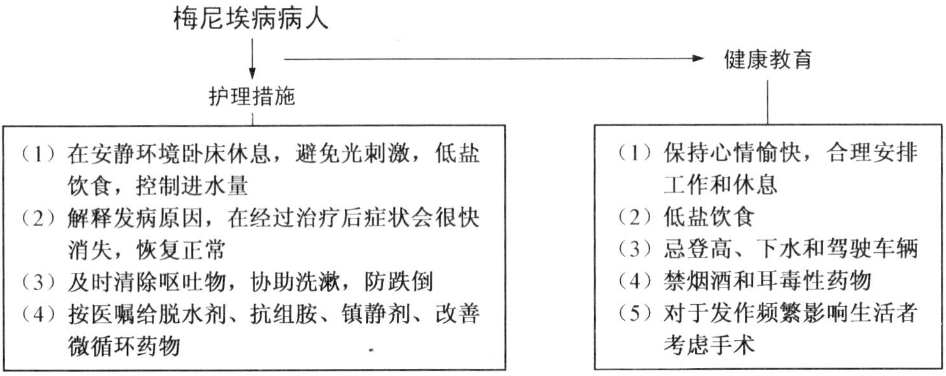

BEI JING ZHI SHI

背景知识

梅尼埃病(meniere disease)是一种原因不明的、以膜迷路积水为主要病理特征的内耳疾病。其临床特征为发作性运动性眩晕，波动性听力下降，耳鸣和耳内胀满感。多发于青壮年，首次发病年龄以30～50岁最多，一般为单耳发病。

一、病因与发病机制

本病可能与内耳耳蜗微循环障碍、病毒感染、内淋巴失衡、免疫、膜迷路破裂有关。

二、临床表现

1. 眩晕。多呈突发性直线运动性、摇摆性、旋转性等运动性眩晕，少数病人发作前可有轻微耳胀满感、耳痒、耳鸣等。患者感觉自身或周围物体沿一方向或某一平面旋转、摇晃或漂浮，同时伴有恶心呕吐、面色苍白、出冷汗、脉搏迟缓、血压下降等自主神经反射症状，睁眼与转头时症状加剧，闭目静卧时略为减轻。患者神志清醒，但异常恐惧，如患大病。眩晕持续短暂，数十分钟或数小时后症状自然缓解，转入间歇期，间歇期可为数日、数月或数年，但眩晕常反复发作。

2. 耳鸣。耳鸣呈间歇性或持续性，多与眩晕同时出现，初为持续性低音调吹风声或流水声，后转为高音调的蝉鸣或汽笛声。眩晕间歇期耳鸣稍有减轻或消失，但多次发病后可使耳鸣为永久性，并于眩晕发作时加重，有时在眩晕发作期耳鸣常被眩晕所掩盖。

3. 耳聋。多为单侧性，听力下降，在眩晕发作期加重，间歇期好转或完全恢复正常，呈明显波动性变化。患病初期常不自觉耳聋，但多次发作后可成为不可逆的永久性感音性耳聋。

4. 耳内胀满感。发作时患侧头部或耳内有胀满、沉重感或有头重脚轻感。

5. 耳部检查。鼓膜正常，咽鼓管功能良好。

6. 前庭功能检查。多次发作者前庭功能减退或丧失，或有向健侧的优势偏向，发作期可观察到节律整齐、强度不一的眼球震颤，多为自发性、水平性或位置性。眼球震颤持续时间一般不超过24h。

7. 平衡试验。闭目直立试验多向患侧倾倒。闭目行走试验多向患侧倾斜。动静平衡功能多有紊乱。

8. 听力检查。呈感音性耳聋，初次发作后为轻度听力下降，以低频听力损失为主，多次发作后，听力曲线为轻度到重度感音性耳聋。

9. 甘油试验。1.2～1.5g/kg的甘油加等量盐水空腹服下后，纯音听阈可有改善。

梅尼埃病的主要症状是眩晕，有时听神经瘤、脑干或小脑肿瘤、脑血管病变、椎—基底动脉缺血等均可能被误认为是梅尼埃病，特别是听神经瘤，起病缓慢、隐匿，不容忽视。

三、治疗原则

消除病因，卧床休息，药物治疗，长期治疗无效考虑手术。

任务6　外耳道异物病人的护理

病例导入

患者，男性，20岁。主诉：因晚上睡觉时昆虫误入左外耳道于当晚11时急诊就医。检查：左外耳道内段近鼓膜处可见一昆虫（见图9－5）。初步诊断：左外耳道异物（昆虫）。诊断依据：

1. 患者为男性，20岁；
2. 主诉：晚上睡觉时昆虫误入左外耳道；
3. 检查：左外耳道内段近鼓膜处可见一昆虫。

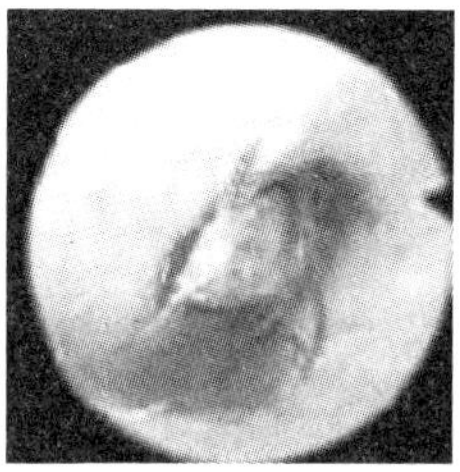

图9－5　外耳道昆虫

工作过程

一、护理诊断

1. 疼痛。与昆虫抓、窜有关。
2. 潜在并发症(感染、鼓膜穿孔等)。
3. 睡眠型态紊乱。
4. 缺乏知识。

二、护理目标

1. 疼痛消除。
2. 无并发症发生。
3. 及时去除外耳道异物。
4. 知道耳部异物的防治知识。

三、护理措施

劝告患者配合医生及时取出异物。

BEI JING ZHI SHI

背景知识

一、原因与发病机制

1. 自行塞入。如豆、瓜子、纸团、弹头等。
2. 误入。如昆虫、谷子等。
3. 遗留。纱条、棉花等。

二、临床表现

有异物进入史,耳塞、耳鸣、耳痛、耳聋等症状,耳镜检查下在外耳道狭窄处可见异物。

三、治疗原则

及时取出异物。

能力训练

一、单项选择题

1. 下列哪项不是咽的生理功能 (　　)

A. 发音　B. 共鸣　C. 调节中耳气压　D. 呼吸

2. 外伤性鼓膜穿孔下列哪项处理是错的　（　）

A. 抗菌素滴耳　B. 口服抗菌素

C. 鼻腔滴呋麻滴鼻剂　D. 四周后可考虑作鼓膜修补术

3. 婴儿咽鼓管的特点是　（　）

A. 较短较宽较水平　B. 较长较宽较水平

C. 较短较窄较水平　D. 较短较宽较倾斜

4. Meniere 病的病理表现主要是　（　）

A. 鼓膜穿孔　B. 中耳积液

C. 内耳膜迷路积水　D. 前庭神经炎症

5. 下例哪项不是慢性化脓性中耳炎的临床特征　（　）

A. 耳流脓　B. 听力下降　C. 鼓膜穿孔　D. 鼓室积液

6. 中耳包括下列结构，但哪项除外　（　）

A. 鼓室　B. 咽鼓管　C. 鼓窦　D. 耳蜗

7. 急性化脓性中耳炎最常见的感染途径是　（　）

A. 咽鼓管途径　B. 鼓膜途径　C. 血行途径　D. 骨缝

8. 感音性耳聋一般不是由下列哪种原因所致　（　）

A. 耵聍栓塞　B. 噪声　C. 药物中毒　D. 颅脑外伤

9. 人类听觉范围是　（　）

A. 16～24000Hz　B. 500～3000Hz

C. 12～3000Hz　D. 500～24000Hz

10. 人体维持平衡最为重要的是　（　）

A. 前庭　B. 视觉　C. 本体感觉　D. 以上都是

11. 分泌性中耳炎的发生目前认为主要和下列哪些因素有关　（　）

A. 咽鼓管阻塞　B. 感染　C. 免疫反应　D. 以上都是

12. 自声增强常见于下列哪一疾病　（　）

A. 急性化脓性中耳炎　B. 慢性化脓性中耳炎

C. 急性分泌性中耳炎　D. 鼓膜外伤

13. 急性化脓性中耳炎未穿孔病人的护理措施哪项错误　（　）

A. 一定剂量的抗生素　B. 鼻腔收缩剂滴鼻

C. 消炎镇痛滴耳液滴耳　D. 物理降温

14. 主要症状是眩晕的疾病有　（　）

A. 梅尼埃病　B. 听神经瘤

C. 椎—基底动脉缺血　D. 以上都是

二、填充题

1. 慢性胆脂瘤型中耳炎是一种________肿瘤性疾病。

2. 梅尼埃病是一种病因不明、________________为病理特征的内耳疾病。

3. 特发性耳聋是指病因不明的________性耳聋。

4. 梅尼埃病需要高盐饮食,同时要控制进 __________ 量。

5. 听骨链由 ______________ 、______________ 、__________组成。

三、简答题

1. 简述急性分泌性中耳炎的临床表现?

2. 简述慢性化脓性中耳炎的临床特点?

四、病例讨论

病例一: 患者,男性,20 岁,学生。右耳反复间歇性流脓伴听力下降 5 年。

1. 需要进一步做哪些检查?

2. 初步诊断结论是什么?

3. 护理措施有哪些?

病例二: 患者,男性,25 岁,农民。患者因昆虫误入左外耳道两小时急诊就医,医生检查发现左外耳道近鼓膜处可见一活昆虫。可以采取什么方法把昆虫取出?

(陈　俊)

项目 10　鼻部疾病病人的护理

学习目标

知识目标

1. 熟悉慢性鼻炎临床类型与临床特点。
2. 熟悉慢性化脓性鼻窦炎临床特点、护理诊断。
3. 了解鼻出血的止血方法与观察。
4. 了解鼻腔异物处理的方法。

能力目标

1. 会鼻腔滴药。
2. 会剪鼻毛。
3. 会配合医生做鼻腔填塞。
4. 会额镜、鼻镜、镊子的使用。

XIANG GUAN JIE POU YU SHENG LI

相关解剖与生理

一、鼻的解剖

鼻由外鼻、鼻腔和鼻窦构成。

(一) 外鼻

外鼻(external nose)形似一基底向下的三棱椎体。前棱最高部为鼻根,向下依次为鼻梁及鼻尖。左右两棱为鼻背,鼻尖两侧为鼻翼,该三棱椎体的底部即鼻底,由鼻小柱将鼻底分为左右前鼻孔。外鼻支架由骨和软骨构成。鼻尖及鼻翼处皮肤含皮脂腺和汗腺,易发生痤疮和疖肿。外鼻的静脉主要经内眦静脉和面静脉汇入颈内静脉,颈内静脉可经眼上、下静脉与海绵窦相通。面部静脉无瓣膜,血液双向流动,故鼻部皮肤感染可引起海绵窦血栓性静脉炎。

(二) 鼻腔

鼻腔(nasal cavity)前自前鼻孔,后止于后鼻孔与鼻咽部相通。鼻中隔将鼻腔分成两腔,每侧鼻腔又分为鼻前庭和固有鼻腔。

鼻前庭(nasal vestibule) 前界为前鼻孔,后界为鼻内孔,鼻前庭皮下含有皮脂腺和毛囊,易患疖肿。

固有鼻腔(nasal fossa proper)前为鼻内孔,后为后鼻孔,有内、外、顶、底四壁。

1. 顶壁。由筛骨水平板构成,由于筛板薄而脆,易因外伤或手术导致脑脊液鼻漏或鼻源性颅内并发症。

2. 底壁。即硬腭的鼻腔面,由上颌骨腭突和腭骨水平部构成。

3. 内侧壁。即鼻中隔,由鼻中隔软骨、筛骨正中板和犁骨组成。鼻中隔前下部黏膜内动脉汇成血管丛,此处称利特尔(Litte's)区,又称易出血区。

4. 外侧壁。鼻腔外侧壁从下向上有三个呈阶梯状排列的海绵状组织,依次称下、中、上鼻甲,每鼻甲的下方与鼻腔外侧壁形成一潜在的间隙,分别称下、中、上鼻道(见图 10-1)。

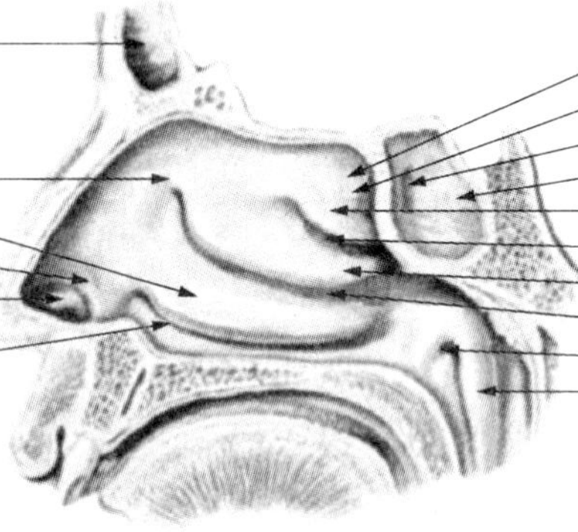

图 10-1　鼻腔外侧壁结构

(1) 下鼻甲和下鼻道:下鼻甲前端接近鼻阈,后端距咽鼓管咽口 1～1.5cm,下鼻甲肥大可直接影响咽鼓管的功能。下鼻道外侧壁前端骨质较薄,是上颌窦穿刺冲洗的最佳进针位置。

(2) 中鼻甲和中鼻道:中鼻甲属筛骨的一个结构,附着于筛窦顶壁和筛骨水平板的连接处。中鼻道外侧壁有钩突和筛泡。额窦、前组筛窦及上颌窦均开口于中鼻道。中鼻甲、中鼻道及其附近的区域统称为窦口鼻道复合体(ostiomeatal complex)。内窥镜筛窦手术以中鼻甲、钩突和筛泡作为手术标志和进路。

(3) 上鼻甲和上鼻道:上鼻甲属筛骨结构,位于鼻腔外侧壁上后部。上鼻甲后上方有蝶筛隐窝,是蝶窦开口所在,后组筛窦开口于上鼻道。

以中鼻甲游离缘为界,其上方鼻甲与鼻中隔之间的间隙为嗅沟,嗅沟及嗅沟以上为嗅区黏膜覆盖,具有嗅觉功能。在该水平以下,鼻甲与鼻中隔之间的间隙称为总鼻道,为呼吸区黏膜覆盖,含有丰富的腺体和杯状细胞。

鼻窦(accessory nasal sinuses)是围绕鼻腔周围颅面骨内的含气空腔,左右成对,共四对,分别是上颌窦、筛窦、蝶窦和额窦(见图 10-2)。按其解剖位置和窦口所在部位,分成前后两组,前组包括上颌窦、前组筛窦和额窦,分别开口于中鼻道,后组鼻窦包括后组筛窦和蝶窦,前者开口于上鼻道,后者开口于蝶筛隐窝(见图 10-1)。

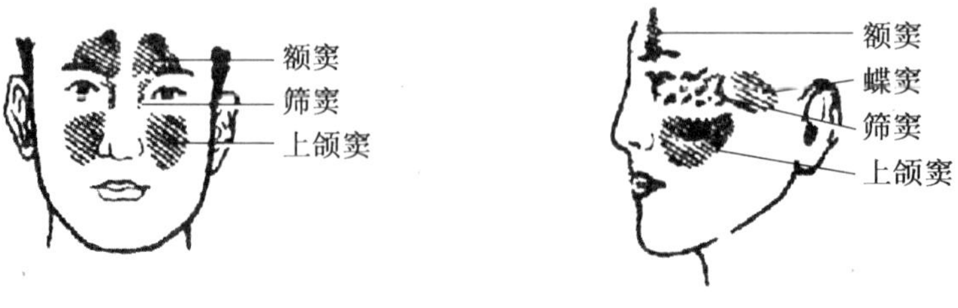

图 10-2　鼻窦示意图

二、鼻的生理

1. 呼吸功能：清洁、湿度调节、温度调节。
2. 嗅觉功能。
3. 共鸣作用。
4. 鼻窦可减轻头颅重量，维持平衡。

任务1　慢性鼻炎病人的护理

病例导入

患者，男性，30岁。主诉：双鼻持续性鼻塞伴流粘液性涕三年。感冒时上述症状加重，有嗅觉下降，无头痛、耳鸣。否认有过敏性鼻炎病史。鼻镜检查：双下鼻甲黏膜肥厚，暗红色，表面不平，中鼻道未见脓性分泌物（见图10－3）。初步诊断：双侧慢性鼻炎（肥厚型）。诊断依据：

1. 患者为男性，30岁；

2. 双鼻持续性鼻塞伴流粘液性涕三年；有嗅觉下降，无头痛、耳鸣；

3. 鼻镜检查：双下鼻甲黏膜肥厚，暗红色，表面不平，中道未见脓性分泌物。

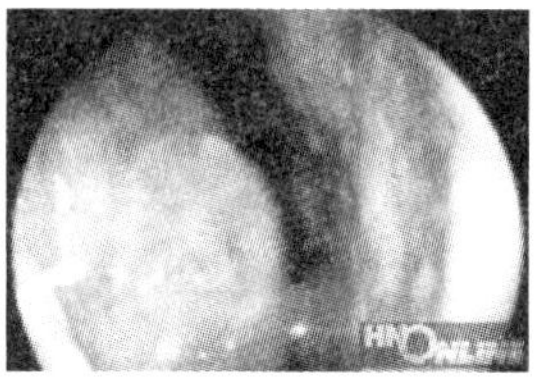

图10－3　下鼻甲肥大

工作过程

一、护理诊断

1. **清理呼吸道无效**。与鼻腔黏膜充血、肿胀及分泌物增多有关。
2. **感知的改变**。与嗅觉减退或消失有关。
3. **潜在并发症**。可并发鼻窦炎、中耳炎等。

二、预期目标

1. 鼻塞减轻或消失，鼻涕减少。
2. 恢复正常的嗅觉功能。
3. 不出现鼻窦炎及中耳炎等并发症。

三、护理措施

慢性鼻炎的病人

慢性单纯性鼻炎

（1）协助医生寻找病因
（2）选用合适的滴鼻剂，如达芬霖
（3）观察病情，注意有无鼻窦炎、中耳炎等并发症
（4）中医中药

慢性肥厚性鼻炎（下鼻甲黏膜下部分切除术）

→ 术前准备与护理

（1）做好心理护理，解除病人的紧张情绪
（2）抗生素及皮质类固醇激素治疗一周，减轻鼻腔黏膜肿胀
（3）注意保暖，预防感冒，戒烟酒，保证充足的睡眠
（4）术前一天剪鼻毛，鼻腔冲洗

→ 术后护理与观察

（1）局麻病人取半卧位，全麻病人去枕平卧位，头偏向一侧，6小时后取半卧位
（2）观察生命体征
（3）注意有无出血情况，如患者有频繁的吞咽或口吐血凝块，提示有出血，报告医生及时处理
（4）术后禁食6小时后进冷半流质，48小时鼻腔填塞物拔除后改软食，避免刺激性食物
（5）漱口液漱口，保持口腔清洁
（6）鼻腔填塞可能会引起头、鼻额部胀痛，症状明显者给予止痛剂
（7）鼻腔填塞物拔除后进行生理盐水鼻腔冲洗每日两次，防止术腔粘连

→ 健康教育与出院告知

（1）注意保暖，预防感冒
（2）不吸烟
（3）锻炼身体，增强机体抵抗力
（4）在有粉尘的环境中戴口罩
（5）气温急剧变化时，注意降温或保温
（6）手术病人坚持鼻腔冲洗及鼻部喷药
（7）按时回院复诊，及时清除术腔内分泌物

BEI JING ZHI SHI

背景知识

慢性鼻炎(chronic rhinitis)是黏膜及黏膜下层的非特异性慢性炎症，伴有不同程度的功能紊乱，炎症可持续数月以上或反复发作。临床上可分为慢性单纯性鼻炎和慢性肥厚性鼻炎两种。

一、病因和发病机制

无确切病因，一般认为与下列因素有关。

1. 局部因素。

(1) 急性鼻炎反复发作或治疗不彻底。

(2) 鼻腔及鼻窦慢性疾病：如慢性化脓性鼻窦炎长期脓液刺激鼻腔；严重鼻中隔偏曲妨碍鼻腔通气引流。

(3) 鼻腔用药不当或过久：如长期使用滴鼻净等，使血管舒缩功能失调，黏膜肿胀。

(4) 邻近感染病灶：如慢性扁桃体炎、腺样体肥大的影响。

2. 全身因素。

(1) 全身慢性疾病：如贫血、糖尿病、植物神经功能紊乱、结核、心肝肾疾病，可引起鼻黏膜血管长期淤血或反射性充血。

(2) 营养不良：维生素A、C缺乏。

(3) 内分泌失调及免疫功能障碍。

3. 不良嗜好。长期烟、酒刺激。

4. 环境及职业因素。长期或反复吸入粉尘或有害化学气体，环境温度或湿度急剧变化等。

二、临床表现

慢性鼻炎主要表现为鼻塞、流涕，鼻黏膜充血、肿胀。慢性单纯性鼻炎和慢性肥厚性鼻炎的鉴别要点见表10-1。

表10-1　慢性鼻炎鉴别要点

	慢性单纯性鼻炎	慢性肥厚性鼻炎
鼻　塞	间歇性、交替性	持续性
前鼻镜检查	下鼻甲黏膜肿胀、暗红色、表面光滑	下鼻甲黏膜肥厚、暗红色、表面不平、呈结节状或桑葚样
对麻黄碱的反应	黏膜有明显收缩反应	黏膜无明显收缩或不收缩
下鼻甲触诊	柔软、有弹性	硬实、无弹性
治　疗	非手术治疗	一般宜手术治疗

三、治疗原则

(一) 病因治疗

找出全身和局部病因，及时治疗慢性疾病，如鼻窦炎、鼻中隔偏曲等。

(二) 局部治疗

1. 鼻内滴用血管收缩剂，如达芬霖滴鼻剂。

2. 对血管收缩剂不敏感者(如慢性肥厚性鼻炎)，可选用下鼻甲硬化剂(50%葡萄糖或80%甘油)注射法、激光疗法、冷冻疗法(现已少用)。

3. 可行下鼻甲黏膜部分切除或下鼻甲粘—骨膜下切除术。

4. 低温等离子射频消融术，已广泛应用。

任务2　化脓性鼻窦炎病人的护理

病例导入

患者，男性，35岁。主诉：双鼻持续性鼻塞伴流脓涕两年，有嗅觉下降、头痛。近两年来易疲劳、头昏、失眠、记忆力下降、注意力不易集中。鼻腔镜检查：双鼻腔黏膜充血、肿胀，中鼻甲肥大呈息肉样变(见图10－4)，中鼻道见脓性分泌物(见图10－5)。CT检查：双侧上颌窦腔密度增高。初步诊断：双侧慢性化脓性上颌窦炎。诊断依据：

1. 患者为男性，35岁；

2. 双鼻持续性鼻塞伴流脓涕两年，有嗅觉下降、头痛、头昏、记忆力下降；

3. 鼻镜检查：双侧鼻腔黏膜充血、肿胀，中鼻甲肥大呈息肉样变，中鼻道见脓性分泌物；

4. CT检查：双侧上颌窦腔密度增高。

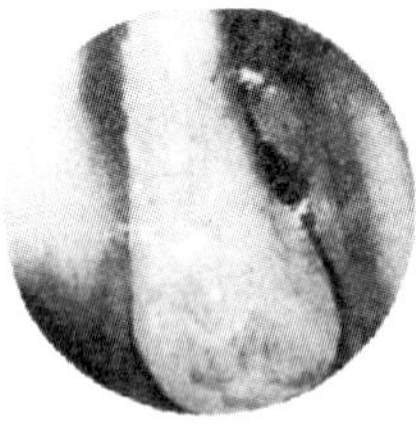

图10－4　中鼻甲息肉样变

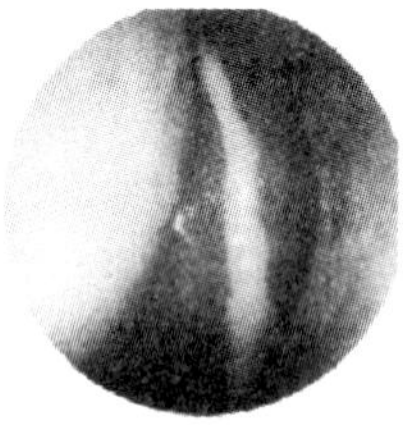

图10－5　中鼻道脓液

工作过程

一、护理诊断

1. 清理呼吸道无效。与鼻塞、多脓涕有关。

2. 感知改变。嗅觉减退或消失，因鼻黏膜肿胀、肥厚或嗅器变性所致。

3. 活动无耐力。与慢性化脓性鼻窦炎所致的慢性中毒及鼻腔阻塞有关。

4. 头痛。与细菌毒素吸收引起的脓毒性头痛或窦口阻塞引起的真空性头痛有关。

5. 焦虑。与担心鼻窦手术及预后有关。

6. 潜在并发症。可致视神经炎、眶内感染及手术带来的并发症(如视神经损伤、眶内血肿、脑脊液鼻漏及大出血等)。

二、预期目标

1. 鼻腔分泌物减少、鼻塞减轻或消失。
2. 嗅觉恢复。
3. 工作效率提高或学习成绩上升。
4. 疼痛减轻或消失。
5. 情绪稳定，无焦虑表现。
6. 无并发症发生。

三、护理措施

慢性化脓性鼻窦炎病人（鼻内窥镜手术）

↓

术前护理 ——→ 术后护理与观察

术前护理

（1）正确鼻腔滴药：用血管收缩剂和皮质类固醇激素，改善鼻腔通气和引流
（2）禁烟酒
（3）术前1天做好全身清洁工作，剪鼻毛、保持鼻腔清洁干净
（4）做好心理护理，消除紧张情绪
（5）注意保暖，预防感冒

术后护理与观察

（1）去枕平卧位，头偏向一侧，6小时后改半卧位
（2）密切观察生命体征
（3）嘱患者将口鼻分泌物吐出，如有频繁的吞咽，或口吐血凝块，提示有出血，应及时处理
（4）全麻病人禁食6小时后进半流质，48小时后鼻腔填塞物拔除改软食
（5）做好口腔护理，保持口腔清洁
（6）鼻腔填塞后填塞物压迫鼻腔黏膜，引起头、鼻额部胀痛，症状明显者，给予止痛剂
（7）指导患者不要用力擤鼻，尽量避免打喷嚏
（8）鼻腔填塞物拔除后用生理盐水进行鼻腔冲洗，防止术腔粘连、感染
（9）注意观察有无脑脊液鼻漏、眼眶血肿、眼球运动障碍、术腔粘连等并发症

健康教育与出院告知 ←——

（1）一周内进软食，忌吃刺激性食物
（2）保持口腔清洁
（3）一月内避免剧烈活动
（4）预防感冒，不要用力咳嗽、打喷嚏
（5）坚持鼻腔冲洗，每日2次，持续2～3个月
（6）按时回院复查，因鼻内窥镜手术创面完全上皮化需六个月，出院后第一个月，每周复查1次，第二个月2周复查1次，第3～6个月每月复查1次

BEI JING ZHI SHI

背景知识

慢性化脓性鼻窦炎(chronic suppurative sinusitis)多因急性鼻窦炎迁延未愈，窦口引流不畅所致，可单侧或单窦发病，一侧或双侧所有鼻窦均受累者称为全组鼻窦炎。

一、病因和发病机制

(一) 局部原因

1. 鼻腔疾病。如急慢性鼻炎、变应性鼻炎、鼻中隔偏曲、鼻息肉等。

2. 邻近器官感染病灶。如牙根尖感染、扁桃体炎、腺样体肥大等。

3. 直接感染。鼻窦骨折。

4. 非阻塞性航空性鼻窦炎。

(二) 全身原因

过度疲劳、受寒、营养不良、贫血、糖尿病及工作环境不卫生等。

(三) 鼻窦炎的发生与鼻窦的解剖特点有关

1. 窦口小，稍有狭窄或阻塞即引起鼻窦通气引流不畅。

2. 鼻窦黏膜与鼻腔黏膜相连续，鼻腔黏膜病变常累及鼻窦黏膜。

3. 各鼻窦窦口彼此相邻，一窦发病可累及其他鼻窦。

4. 上颌窦开口高而窦腔低，开口小而窦腔大，在中鼻道开口的位置却最后、最低，故受累机会较多，筛窦为蜂房结构，不利引流，感染机会多，此两窦发育最早，在儿童期即可发病；额窦开口与上颌窦、筛窦开口毗邻，故较易感染，蝶窦发病机会较少。

二、临床表现

(一) 全身症状

主要为慢性中毒症状，可表现为头昏，头痛，精神不振，记忆力减退，易疲劳，注意力不集中等。

(二) 局部症状

1. 鼻塞。多为持续性鼻塞，可致嗅觉下降或丧失。

2. 多脓涕。粘脓性或脓性，呈灰白色或黄色。

3. 嗅觉减退或消失。因鼻腔黏膜肿胀、肥厚所致。

4. 头痛。一般表现为钝痛和闷痛，不同窦腔有不同的头痛特点：

(1) 上颌窦炎疼痛位于面颊部，有时上列磨牙有麻木感，上午轻，下午加重，疼痛可反射至牙槽突及牙龈，亦可发生额部反射性头痛。

(2) 额窦炎患者疼痛呈周期性，晨起 2～3 小时后开始，逐渐加重，疼痛位于前额部，眼眶内角或全头痛，至中午达高峰，下午两三点后逐渐减轻，晚间头痛消失。第二天再同样发作。

(三) 鼻腔检查

鼻腔黏膜慢性充血、肿胀或肥厚，中鼻甲肥大及息肉样变，中鼻道变窄或有息肉形成。前组鼻窦炎患者中鼻道可见脓性分泌物，后组鼻窦炎可在嗅沟、后鼻孔或鼻咽部见有脓性分泌物。

(四) 口腔和咽部检查

牙源性上颌窦炎同侧上列第 2 前磨牙或第 1、2 磨牙可能存在病变。

(五) 影像学检查

CT 可显示窦内黏膜增厚，窦腔密度增高，液平面等(见图 10－6)。

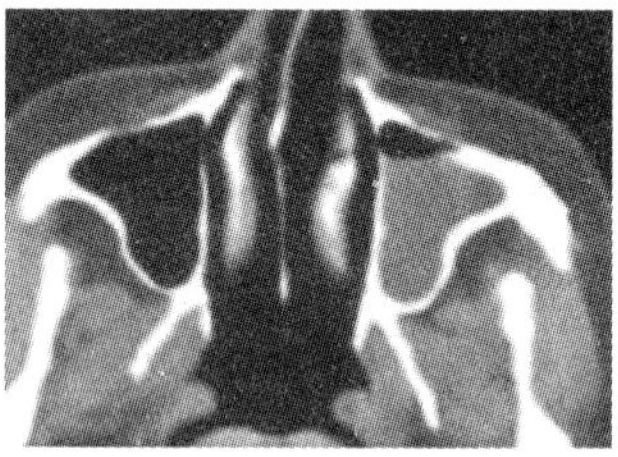

图 10－6　CT 显示右上颌窦密度增高

三、治疗原则

1. 滴用鼻腔血管收缩剂，如达芬霖滴鼻，也可加入适量的皮质类固醇激素，改善鼻腔通气和引流。

2. 上颌窦穿刺冲洗。每周 1 次，适用于慢性上颌窦炎。

3. 置换法。用负压吸引使药液进入鼻窦，并将鼻窦内脓性分泌物吸出。此方法适用于额窦炎、筛窦炎和蝶窦炎，最适用于慢性全组鼻窦炎。

4. 鼻窦内窥镜手术(endoscopic sinus surgery，ESS)是在传统的鼻窦根治手术基础上建立的鼻窦炎微创手术，以切除中鼻道为中心区域的窦口鼻道复合体病变，恢复鼻窦口的引流和通气为关键，重建鼻窦黏膜的纤毛清除功能，无需行广泛的鼻窦黏膜切除。该手术具有照明清晰、全方位视野、操作精细、手术程序简化、创伤小、面部无疤痕等优点，即通过小范围的手术解决相对广泛的鼻窦病变。本法已成为目前鼻窦炎外科治疗的主要手术方式。

任务3　鼻出血病人的护理

病例导入

患者，女性，26岁。主诉：挖鼻后右侧鼻腔流新鲜血四小时。测血压90/60mmHg，呼吸23次/分，脉搏90次/分，否认曾有鼻部外伤史。鼻镜检查：鼻中隔右侧前下方黏膜糜烂、溃疡，可见出血点与血痂，血常规与出凝血时间正常。初步诊断：右侧鼻出血（鼻中隔黏膜糜烂）。诊断依据：

1. 患者为女性，26岁；
2. 右侧鼻腔流新鲜血四小时；
3. 鼻镜检查：鼻中隔右侧前下方黏膜糜烂、溃疡，可见出血点，血常规与出凝血时间正常。

工作过程

一、护理诊断

1. 体液不足的危险。与鼻出血量多有关。
2. 疼痛。由于鼻腔填塞所致。
3. 恐惧。与鼻再出血及担心预后有关。
4. 潜在并发症。鼻腔填塞使口腔黏膜干燥、中耳感染、鼻窦炎等。

二、预期目标

1. 出血减少至停止。
2. 疼痛能够忍受并能配合鼻腔填塞治疗。
3. 焦虑或恐惧感减轻至消失。
4. 无并发症发生。

三、护理措施

鼻出血（鼻腔填塞）病人

一般护理

（1）给予心理安慰，缓解恐惧情绪
（2）取坐位或半卧位，疑有休克者应取平卧头低位
（3）密切监测血压、脉搏、呼吸及血氧饱和度
（4）嘱患者勿将血液咽下以免刺激胃黏膜引起恶心、呕吐，加重恐惧
（5）保持口腔清洁

鼻腔填塞

（1）协助医生行前（后）鼻孔填塞
（2）保持呼吸道通畅
（3）吸氧，床边备吸引器
（4）告诫不要自行拔除鼻腔填塞物
（5）鼻腔填塞物对鼻黏膜的压迫引起头痛、鼻部胀痛，必要时给予止痛剂
（6）鼻腔填塞期间(48小时)，给予半流质饮食，避免刺激性食物

综合护理

（1）迅速建立静脉通道（输液、输血）
（2）给予止血药、抗菌素
（3）对已鼻腔填塞的患者要继续观察有无出血、填塞物有无脱出、有无不良反应（如发热、头痛、耳痛、耳鸣、听力下降等）
（4）观察用药疗效与副作用
（5）积极治疗全身疾病，有高血压者注意控制血压

↓

健康教育

（1）进易消化软食，逐渐过渡到普食
（2）勿吃辛辣、过热食物，多吃蔬菜、水果
（3）保持大便通畅
（3）勿挖鼻及用力擤鼻，注意温湿度变化，防止鼻腔干燥
（4）避免剧烈运动，保持情绪稳定以免诱发血压增高和再度出血
（5）定期来院复诊

BEI JING ZHI SHI

背景知识

鼻出血(epistaxis;nosebleed)，即血液从鼻腔黏膜流出，是鼻部或全身性疾病的临床症状之一。儿童及青少年出血多发生在鼻中隔前下方的易出血区，即利特尔动脉丛，中老年人出血部位多在鼻腔后部的鼻-鼻咽静脉丛。

一、病因与发病机制

(一) 局部原因

1. 鼻腔和鼻窦炎症。各种特异性或非特异性感染均可损伤鼻黏膜血管而出血。

2. 鼻和鼻窦的外伤或医源性损伤。挖鼻、鼻骨骨折、鼻腔异物或鼻、鼻窦手术后损伤血管或黏膜未妥善处理，均可引起鼻出血。

3. 鼻中隔病变。鼻中隔偏曲、糜烂、溃疡、穿孔等可引起鼻出血。

4. 肿瘤。鼻、鼻窦及鼻咽部恶性肿瘤溃烂或侵犯大血管引起出血。

(二) 全身因素

凡是可引起血压增高，凝血功能障碍或血管张力改变的全身性疾病均可发生鼻出血，如急性发热性传染病、心血管疾病、血液病、营养障碍或维生素缺乏、肝肾等慢性疾病、中毒、内分泌失调等。

二、临床表现

1. 儿童及青少年出血多在鼻腔前部，中老年人出血多在鼻腔后部；局部原因多引起单侧出血，全身性疾病多引起双侧或交替性出血。

2. 短时间内失血量达 500ml 时，可出现头昏、口渴、乏力、面色苍白；失血量在 500～1000ml 时，可出现出汗、血压下降、脉速而无力，若收缩压低于 10.7kPa(80mmHg)，则提示血容量已损失约 1/4。

3. 长期反复出血可导致贫血。

三、治疗原则

(一) 常用止血方法

1. 指压法。适用于鼻中隔前下部出血，捏紧两侧鼻翼 5～10 分钟。

2. 烧灼法。适用于反复小量出血并能找到出血点者，传统的方法是化学药物或电灼的方法，近年来，有应用激光、射频和微波止血的方法，因其方法较易控制，烧灼温和，损伤小，已被常用。

3. 填塞法。用于出血量较多、渗血面较大或出血部位不明者。临床常用前鼻孔填塞或后鼻孔填塞，填塞物可采用膨胀止血海绵、凡士林纱条(48 小时内取出)、碘仿纱条(5～7 天取出)等。

4. 血管结扎法。对严重出血或填塞法后仍继续出血者可采用此法。

5. 血管栓塞法。通过血管介入造影术，找到出血点，然后栓塞之。

(二) 全身治疗

引起鼻出血的原因很多，出血程度也不同，应视病情与出血原因采取必要的全身基本和特殊治疗。

任务 4　上颌窦恶性肿瘤病人护理

病例导入

患者，男性，49 岁。主诉：右侧鼻腔进行性鼻塞伴流脓血性涕半年，有泪溢，右侧面颊麻木，上磨牙松动。鼻镜检查：右侧鼻腔中道见菜花状新生物，鼻腔外侧壁内移。CT：右侧上颌窦可见占位性病变，窦前壁、下壁骨质破坏。初步诊断：右侧上颌窦恶性肿瘤。诊断依据：

1. 患者为男性，49 岁；
2. 右侧鼻腔进行性鼻塞伴流脓血性涕半年，有泪溢、右侧面颊麻木、上磨牙松动；
3. 鼻镜检查：右侧鼻腔中道见菜花状新生物，鼻腔外侧壁内移；
4. CT：右侧上颌窦可见占位性病变，窦前壁、下壁骨质破坏。

为明确诊断入院后行活组织病理切片检查。

工作过程

一、护理诊断

1. 舒适状态改变。与头痛、面部麻木、鼻阻塞等症状有关。

2. 恐惧。缺乏或担心治疗疾病的信心。

3. 大出血可能。晚期肿瘤侵犯大血管引起。

4. 自我形象紊乱。与上颌骨截除术有关。

二、护理目标

1. 病人头痛、鼻塞等症状缓解。
2. 做好心理护理，向病人讲解疾病的相关知识。
3. 无大出血等并发症发生。
4. 提高生活质量。

三、护理措施

上颌窦恶性肿瘤（上颌骨切除术）病人

↓

术前准备与护理

（1）心理护理，解除病人的恐惧，讲解术后可能出现面部畸形、张口困难等情况
（2）术侧上颌部预制牙托
（3）术前3天抗生素预防感染
（4）术前1天备皮、剪鼻毛、剃须
（5）朵贝氏液漱口

↓

术后护理与观察 → 健康教育与出院告知

术后护理与观察：
（1）平卧，头偏向健侧
（2）及时吸出口腔内分泌物，保持呼吸道通畅
（3）严密观察生命体征
（4）观察有无咽瘘、脑脊液鼻漏、颅内感染及出血等并发症
（5）口腔护理，保持口腔清洁
（6）术后第3天开始分次取出手术腔内填塞物，用生理盐水冲洗，保持创腔清洁
（7）术后7天拆线，术腔植皮者10天拆线

健康教育与出院告知：
（1）勤漱口，保持口腔清洁
（2）进行张口练习，防止翼腭窝瘢痕挛缩致张口困难
（3）教会病人装卸牙托的方法
（4）化疗病人进高蛋白易消化食物
（5）放疗病人做好照射野皮肤护理
（6）定时回院复诊

BEI JING ZHI SHI

背景知识

上颌窦恶性肿瘤(maxillary sinus carcinoma)在鼻窦恶性肿瘤中最为多见，在耳鼻咽喉科恶性肿瘤中仅次于鼻咽癌，占耳鼻咽喉各部肿瘤20%。

一、病因及发病机制

病因未明,可能与下列诱因有关:

1. 长期慢性炎症刺激。大部分鼻窦癌的病人,有长期慢性鼻窦炎病史。

2. 经常接触致癌物质。长期吸入镍、砷、铬及其化合物,可导致癌变。

3. 良性肿瘤恶变。如鼻息肉、内翻性乳头状瘤反复发作,多次手术。

二、临床表现

(一) 症状

1. 鼻塞。多为单侧进行性鼻塞。
2. 单侧脓血鼻涕,晚期有恶臭。
3. 单侧面颊部疼痛或麻木,是本病的早期症状之一。
4. 磨牙疼痛和松动,由于肿瘤侵及牙槽所致。
5. 肿瘤晚期破坏窦壁,侵入邻近器官和组织引起下列症状:

(1) 面颊部隆起:可进一步发生瘘管或溃烂。

(2) 眼部症状:流泪,眼球突出,可发生复视,但视力很少受影响。

(3) 硬腭下榻甚至溃烂,牙槽变形。

(4) 侵入翼腭窝,可出现顽固性神经痛和张口困难。

凡上颌窦癌病人出现内眦处包块,或有张口困难、颞部隆起、头痛、耳痛等症状时,提示肿瘤已侵犯颞下窝而达颅前窝、颅中窝底。

(二) 检查

1. 前、后鼻镜检查:鼻腔可见新生物呈菜花状,表面伴有溃疡及坏死组织,触之易出血。
2. 鼻腔及鼻窦内窥镜检查:可观察肿瘤原发部位、大小、外形、鼻窦开口情况。
3. 鼻窦 CT 检查显示肿瘤大小和侵犯范围。
4. 活检及细胞涂片等检查,可明确肿瘤性质,也是本病诊断的重要依据。

三、治疗原则

1. 放射治疗。用于手术前、后。

2. 手术治疗。包括鼻侧切开术、上颌骨部分切除术或全切术,肿瘤局限于上颌窦腔内,无骨质破坏,可行鼻内窥镜手术。

3. 化学治疗。仅有短期缓解作用,对不适合手术治疗或放射治疗者,可选择化学治疗。

任务 5　鼻腔异物病人的护理

病例导入

患者,女性,4 岁。主诉(家长):玩豆子时将豆子塞入右侧鼻腔致鼻塞半小时。鼻镜检查:右侧鼻道内见肿胀的豆粒。初步诊断:右侧鼻腔异物。诊断依据:

1. 患者为女性,4 岁;
2. 鼻腔有异物塞入史;
3. 鼻镜检查:右侧鼻道内见肿胀的豆粒。

工作过程

一、护理诊断

1. 舒适的改变。与鼻塞、疼痛有关。
2. 有感染的危险。异物长期刺激鼻黏膜而继发感染。
3. 有窒息的危险。与异物进入喉腔或气管,堵塞下呼吸道有关。

二、护理目标

1. 鼻塞解除,疼痛缓解至消失。
2. 无感染及窒息发生。

三、护理措施

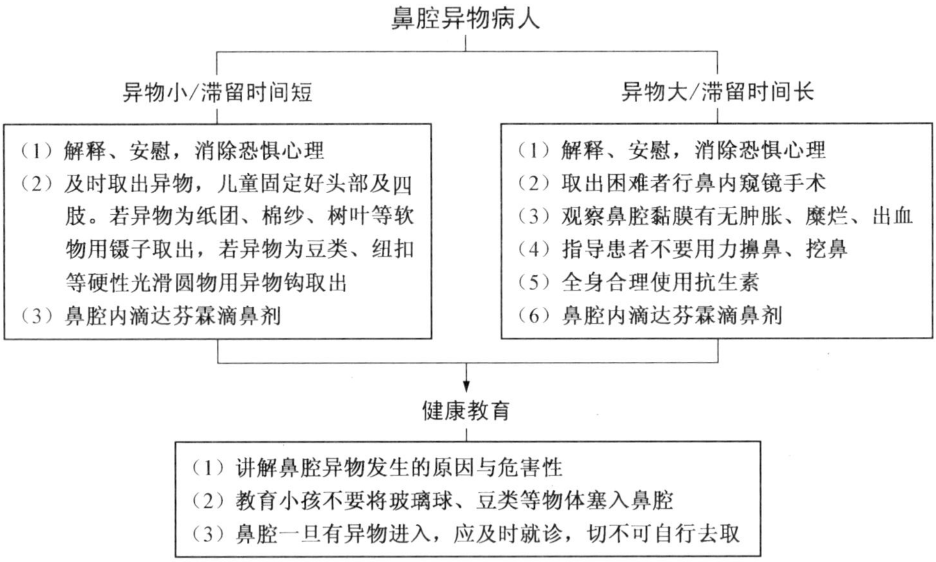

BEI JING ZHI SHI

背景知识

鼻异物(foreign body in the nose)有内源性和外源性两大类。内源性异物如死骨、凝血块等;外源性异物有植物性、动物性和非生物性,儿童发病率较高。

一、病因

1. 儿童因玩耍将豆、果壳、橡皮球等塞入鼻腔内。
2. 在工矿爆破时碎石、木块等进入鼻腔。

3. 昆虫爬入鼻腔内。
4. 死骨、凝血块、纱条等遗留在鼻腔内。

二、临床表现

视异物性质、大小、形状、刺激性强弱和滞留时间的长短而不同。儿童鼻腔异物的临床特点是单侧持续性鼻塞伴粘脓臭味血涕。

三、治疗原则

1. 及时取出异物
2. 预防感染。
3. 防止异物进入下呼吸道。

能力训练

一、单项选择题

1. 下鼻道前上部有下列哪个结构的开口（　　）
A. 筛窦　B. 上颌窦　C. 额窦　D. 鼻泪管
2. 下例哪项不是慢性上颌窦炎的临床表现（　　）
A. 鼻流脓涕　B. 嗅觉障碍
C. 嗅裂，上鼻道见脓　D. 头痛
3. 下列哪项不是鼻出血处理中的首选方法（　　）
A. 指压法　B. 烧灼法　C. 填塞法　D. 血管结扎法
4. 上颌窦开口于（　　）
A. 下鼻道　B. 中鼻道　C. 上鼻道　D. 蝶筛隐窝
5. 下列哪项是慢性肥厚性鼻炎的临床表现（　　）
A. 持续性鼻塞　B. 连续性打喷嚏　C. 流大量清水涕　D. 回缩涕带血丝
6. 变应性鼻炎具有下列哪项特点（　　）
A. 连续打喷嚏伴有大量清水涕　B. 流脓涕带有臭味
C. 流脓涕带有血丝　D. 持续性鼻塞
7. 上鼻道是下列哪个结构的开口（　　）
A. 鼻泪管　B. 上颌窦　C. 额窦　D. 后组筛窦
8. 额窦开口于（　　）
A. 下鼻道　B. 蝶筛隐窝　C. 上鼻道　D. 中鼻道
9. 进行性鼻塞常见于（　　）
A. 慢性单纯性鼻炎　B. 慢性鼻窦炎
C. 变应性鼻炎　D. 鼻腔肿瘤
10. 慢性单纯性鼻炎临床表现有下列哪项特点（　　）
A. 持续性鼻塞　B. 下鼻甲粘膜肥厚呈结节状或桑葚样

C. 对麻黄碱的反应敏感　　D. 下鼻甲触诊硬实，无弹性

11. 下列哪项不是急性上颌窦炎疼痛的特点　（　　）
A. 位于面颊部
B. 晨起 2～3 小时后开始，逐渐加重，至中午达高峰
C. 疼痛可反射至牙槽突及牙龈
D. 亦可发生额部反射性头痛

12. 上颌窦恶性肿瘤的早期症状之一是　（　　）
A. 单侧面颊部疼痛或麻木　　B. 面颊部隆起
C. 张口困难　　D. 单侧进行性鼻塞

二、填充题

1. 固有鼻腔的内侧壁即________，由________、________、________构成。
2. 下鼻甲前端接近 ________________，后端靠近________________。
3. 鼻窦包括__________、________、________、________。
4. 慢性鼻炎包括 __________和 __________两类型。
5. 青少年鼻出血易发生于________________。
6. 鼻出血患者取________位或 ________位，疑有休克者取________________ 位。
7. 儿童表现单侧持续性鼻塞伴粘脓臭味血涕，首先考虑是________________。

三、简答题

1. 简述慢性鼻窦炎的护理诊断。
2. 鼻出血的止血方法有哪些？

四、病例讨论

病例一：患者，男性，50 岁，农民。主诉：右侧鼻腔进行性鼻塞伴流脓血性涕三个月，有面颊部麻木、疼痛，眼球突出，右侧磨牙松动。鼻镜检查：鼻腔中有菜花状新生物，表面附着坏死组织。

1. 初步考虑何种疾病？
2. 需进一步做何检查？
3. 护理诊断结论是什么？

病例二：患者，男性，30 岁，工人。主诉：双鼻持续性鼻塞伴流粘液性涕五年。感冒时上述症状加重，有嗅觉下降，无头痛、耳鸣。否认有过敏性鼻炎病史。鼻镜检查：双下鼻甲黏膜肥厚，暗红色，表面不平，中鼻道未见脓性分泌物。初步诊断：双慢性鼻炎(肥厚型)。

1. 护理诊断结论是什么？
2. 护理措施有哪些？
3. 该如何健康教育？

（金胜筠、许建平）

项目 11　咽部疾病病人的护理

学习目标

知识目标

1. 陈述扁桃体手术前、后护理。
2. 陈述鼻咽癌早期临床表现。
3. 了解阻塞性睡眠呼吸暂停综合征概念。
4. 了解咽部异物处理的方法。
5. 了解食管异物处理的方法。

能力目标

1. 会扁桃体大小的检查。
2. 会对咽部简单的异物处理。

XIANG GUAN JIE POU YU SHENG LI

相关解剖与生理

咽(pharynx)是呼吸道和消化道上端的共同通道,全长约12cm。上起颅底,下达第6颈椎下缘,上宽下窄,前后略扁,呈漏斗状,前方与鼻腔、口腔及喉腔相通,后壁与椎前筋膜相邻,下端与食管相接。

一、咽的解剖

(一) 咽的分区

咽自上向下可分为鼻咽、口咽和喉咽三部分(见图11-1)。

1. 鼻咽 (nasopharynx)。硬腭水平线以上的咽部,也称上咽,前方以后鼻孔与鼻腔相通。后壁为第1、2颈椎,顶部有腺样体,两侧壁有咽鼓管咽口,此管与中耳腔相通。咽鼓管咽口周围有散在的淋巴组织,称咽鼓管扁桃体(tubal tonsil)。咽口后上方有一隆起,称咽鼓管圆枕。圆枕后上方为咽隐窝,是鼻咽癌好发部位(见图11-2)。

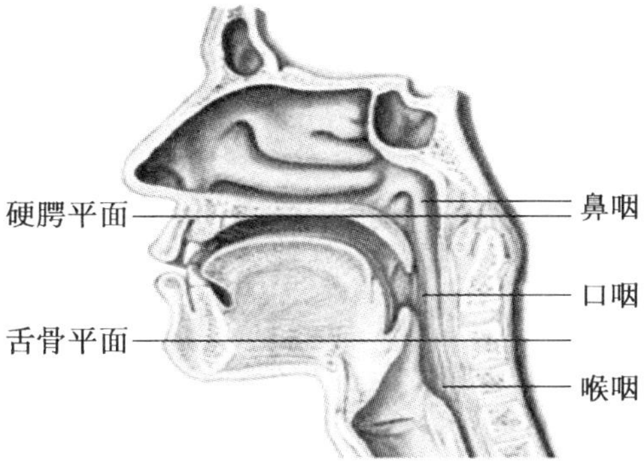

图 11-1　咽的分区

2. 口咽（oropharynx）。其又称中咽，位于软腭和会厌上缘之间。后壁为第2、3颈椎，前方经咽峡与口腔相通，咽峡是由悬雍垂、软腭游离缘、舌背、腭舌弓、腭咽弓围成的环形狭窄腔。两弓之间为腭扁桃体（见图11－3）。

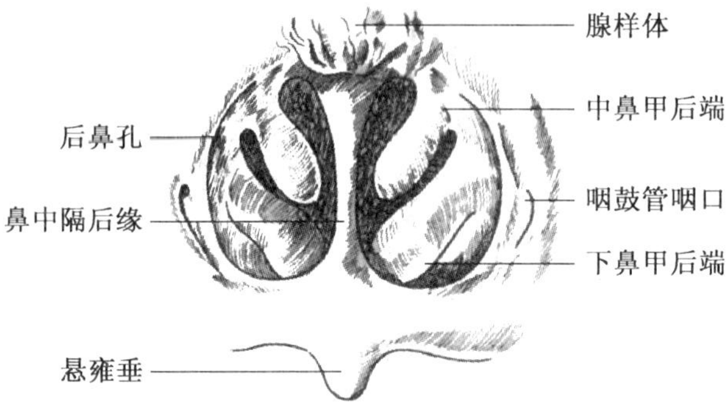

图11－2　鼻咽部

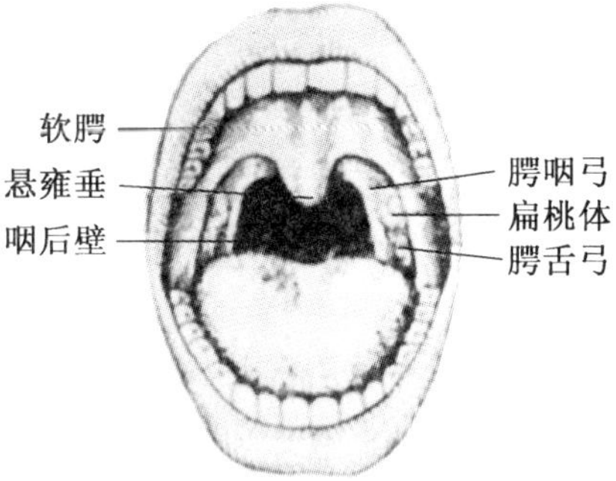

图11－3　咽峡

3. 喉咽（laryngopharynx）。其又称下咽，位于会厌软骨上缘和环状软骨下缘之间。前面与喉腔相通，后壁为第3～6颈椎。舌根与会厌之间左右各有一浅窝，称会厌谷（vallecula epiglottica），是异物易存留之处。在喉口两侧各有一较深的隐窝为梨状窝（pyriform sinus），喉上神经内支经此入喉。

（二）咽的黏膜间隙

咽壁从内至外有四层，即黏膜、腱膜、肌肉和筋膜。咽壁的肌肉主要为咽缩肌、咽提肌和软腭肌组。由颈部筋膜构成的潜在间隙主要有咽后间隙及咽旁间隙。

1. 咽后间隙（retropharyngeal space）位于椎前筋膜和颊咽筋膜之间，上起颅底，下达第1、2胸椎平面，中间有咽缝将此间隙分为左右两部分。隙内有淋巴组织，婴幼儿期在隙内有数个淋巴结，儿童期逐渐萎缩，腭扁桃体、口腔、鼻腔后部、鼻咽、咽鼓管等部位的淋巴引流于此。这些部位的炎症可引起咽后间隙感染，甚至形成咽后间隙脓肿，脓肿偏于一侧，以婴幼儿多见。

2. 咽旁间隙（parapharyngeal space）位于咽后间隙的两侧，左右各一。上为颅底，下达舌骨。内侧为颊咽筋膜及咽缩肌，外侧为下颌骨升支、腮腺和翼内肌，后界为颈椎前筋膜。茎突及其附着肌肉将此间隙分为前后两部分。前隙较小，内侧与腭扁桃体毗邻；后隙较大，有颈内动、静脉，还有舌咽神经、迷走神经、舌下神经等穿过，颈深淋巴结位于隙内，咽部炎症可感染此间隙。

（三）咽的淋巴组织

咽部的淋巴组织非常丰富，淋巴内环包括腭扁桃体、腺样体、舌扁桃体、咽鼓管扁桃体。淋巴外环包括下颌角淋巴结、颌下淋巴结、颏下淋巴结、咽后淋巴结等。

1. 腭扁桃体（faucial tonsil）习惯称为扁桃体，位于腭舌弓和腭咽弓之间的扁桃体窝内，是最大的淋巴组织，呈扁卵圆形，其内侧面覆盖的黏膜内陷形成一些盲管，开口在扁桃体表面的隐窝。细菌易在盲管和陷窝内繁殖，形成感染“病灶”。扁桃体外侧包裹一层结缔组织包膜，易于完整剥离切除。

2. 腺样体(adenoids)又称咽扁桃体，位于鼻咽顶与后壁交界处，形似半个剥皮的橘子，易存留细菌。其基部无纤维组织包膜，故手术不易彻底切除。腺样体肥大可引起鼻阻塞、打鼾等，也可影响咽鼓管功能，易患中耳炎。

二、咽的生理

咽为呼吸和消化的共同通道，生理功能如下。

1. 呼吸功能。
2. 吞咽功能。
3. 防御保护功能。
4. 言语形成功能。
5. 扁桃体的免疫功能。

任务1　扁桃体炎病人的护理

病例导入

患者，男性，42岁。主诉：咽痛伴发热两天。上述症状每年发作3～5次，已连续三年，近三年经常感到咽发干，有异物感。检查：体温38.7℃，扁桃体充血、肿大，超过腭咽弓接近中线，表面有瘢痕，隐窝口可见黄白色脓点，易拭去，不出血。双下颌淋巴结肿大，活动好，有轻压痛。初步诊断：慢性扁桃体炎急性发作。诊断依据：

1. 患者为男性，42岁；
2. 咽痛伴发热两天，体温38.7℃；
3. 近三年经常感到咽发干，有异物感；
4. 检查：扁桃体充血、肿大，超过腭咽弓接近中线，表面有瘢痕，隐窝口可见黄白色脓点，易拭去，不出血。双下颌淋巴结肿大，活动好，有轻压痛。

工作过程

一、护理诊断

1. 疼痛和吞咽障碍。因扁桃体肿大、充血引起。

2. 体温过高。由扁桃体化脓性炎症所致。

3. 恐惧。与扁桃体炎引起的并发症及扁桃体切除术有关。

4. 潜在并发症。可引起中耳炎、扁桃体周围脓肿(见图11－4)及风湿热、肾炎、关节炎、心肌炎、心内膜炎等全身病变。

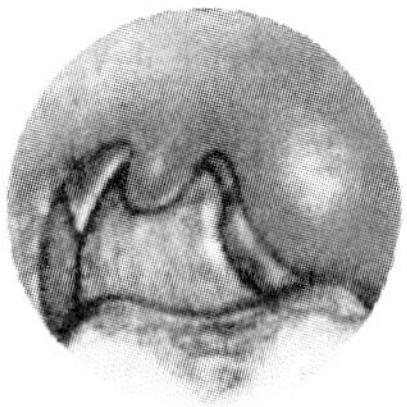

图11－4　扁桃体周围脓肿

二、护理目标

1. 疼痛减轻至消失。
2. 体温恢复正常。
3. 病人情绪稳定，配合治疗。
4. 无并发症发生。

三、护理措施

扁桃体炎病人

慢性扁桃体炎（扁桃体切除术）

↓ 术前准备

（1）术前三天应用抗生素
（2）勤漱口，保持口腔清洁
（3）介绍疾病知识，解除恐惧心理
（4）术前12小时禁食

↓ 术后护理与观察

（1）去枕平卧，生命体征平稳后改半卧
（2）嘱病人勿将口腔内分泌物咽下，如口吐血凝块或儿童有频繁吞咽动作，提示有活动性出血，应及时通知医生
（3）手术6小时后进冷流质，48小时后进半流质
（4）保持口腔清洁，可口泰漱口液漱口
（5）24小时后鼓励病人多讲话、多伸舌、多喝水，防止术腔粘连
（6）术后24小时白膜覆盖扁桃体窝，如白膜生长不均，咽痛加剧，为感染征象，应及时报告医师

↓ 健康教育

（1）术后两周内注意休息，避免重体力劳动
（2）忌吃烟酒等刺激性食物，术后一月内避免过热、过硬食物
（3）勤漱口，保持口腔清洁
（4）术后十天左右白膜脱落，口腔内有少许出血为正常现象
（5）急性扁桃体炎反复发作，应在急性炎症控制后一月再行扁桃体切除术
（6）坚持锻炼，预防感冒

急性扁桃体炎

（1）注意休息，多喝开水
（2）遵医嘱给予抗生素，辅以解热止痛等对症治疗措施
（3）对高热病人给予冰袋冷敷、酒精擦浴等物理降温
（4）进流质或半流质饮食，对进食少或不能进食者，给予静脉补充
（5）勤漱口，保持口腔清洁

BEI JING ZHI SHI

背景知识

扁桃体炎为腭扁桃体的非特异性炎症，临床上可分为急性扁桃体炎(acute tonsillitis)和慢性扁桃体炎(chronic tonsillitis)，是一种极为常见的咽部疾病。

一、病因及发病机制

急性扁桃体炎的主要致病菌为溶血性链球菌、葡萄球菌。急性扁桃体炎反复发作，使机体抵抗力减弱，可演变成慢性扁桃体炎。本病的发病机制不明，有学者认为与自身变态反应有关。

二、临床表现

(一) 急性扁桃体炎

临床上将急性扁桃体炎分为两类，即急性卡他性扁桃体炎与急性化脓性扁桃体炎。

1. 急性卡他性扁桃体炎。多由病毒感染引起，表现为咽痛、低热和其他轻度全身症状。检查见扁桃体黏膜表面充血，扁桃体实质无显著肿大。

2. 急性化脓性扁桃体炎。多由乙型溶血性链球菌感染引起。咽痛剧烈，常放射到耳部，吞咽困难，可有下颌淋巴结肿大，伴有高热、畏寒、食欲下降、关节酸痛。咽部检查见扁桃体肿大，周围充血，隐窝口或扁桃体表面可见黄白色点状渗出物，可连成一片似假膜。

(二) 慢性扁桃体炎

慢性扁桃体炎具有反复急性发作史，可有咽干、发痒、异物感、刺激性咳嗽、口臭等。如扁桃体过度肥大，可能出现呼吸、吞咽或语言共鸣障碍。检查时发现扁桃体慢性充血，扁桃体表面凹凸不平，常与周围组织有粘连，用压舌板挤压腭舌弓时，隐窝口有黄、白色干酪样点状物溢出。临床上将扁桃体肥大分为三度：Ⅰ°肥大，扁桃体不超过腭舌弓和腭咽弓；Ⅱ°肥大，超出腭咽弓；Ⅲ°肥大扁桃体接近中线或两侧扁桃体相互接触。常有下颌角淋巴结肿大。

急性扁桃体炎可出现扁桃体周围脓肿、急性中耳炎、咽旁脓肿、急性肾炎、急性关节炎等并发症；慢性扁桃体炎可出现风湿性关节炎、风湿热、风湿性心脏病、肾炎等并发症(病灶作用)。

三、治疗原则

1. 急性扁桃体炎主要是抗炎治疗。
2. 反复发作的慢性扁桃体炎主要行扁桃体切除术。

附：手术适应证：

1. 慢性扁桃体炎反复急性发作或有并发扁桃体周围脓肿史。
2. 慢性扁桃体炎已成为引起其他脏器病变的病灶。
3. 扁桃体过度肥大，妨碍吞咽、语言共鸣及呼吸功能。
4. 各种扁桃体的良性肿瘤，可连同扁桃体一并切除。
5. 白喉带菌者，经保守治疗无效时。

手术禁忌症：

1. 急性炎症发作时。
2. 造血系统疾病及有凝血机制障碍者。
3. 严重的全身性疾病，如活动性肺结核、风湿性心脏病、肾炎等。
4. 患者小于 5 岁或大于 50 岁。
5. 妇女月经期、妊娠期、哺乳期。

任务 2　鼻咽癌病人的护理

病例导入

患者，男性，48 岁。主诉：右侧鼻腔涕中带血伴鼻塞、听力下降两个月，右颈部肿块一周。检查：右侧颈深淋巴群触及 6cm×4cm 肿块（见图 11-5），质硬、界限不清、无压痛。鼻咽镜检查：右侧咽隐窝见菜花状新生物（见图 11-6），表面附有血痂。耳镜检查：右侧鼓膜内陷。CT 检查提示：右侧咽隐窝消失，软组织肿块突向鼻咽腔。初步诊断：鼻咽癌。

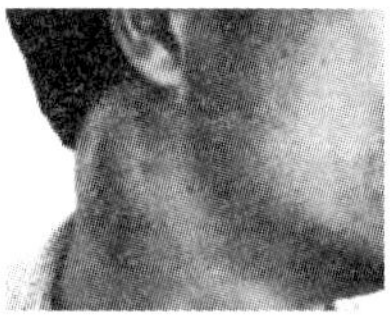
图 11-5　颈部肿块

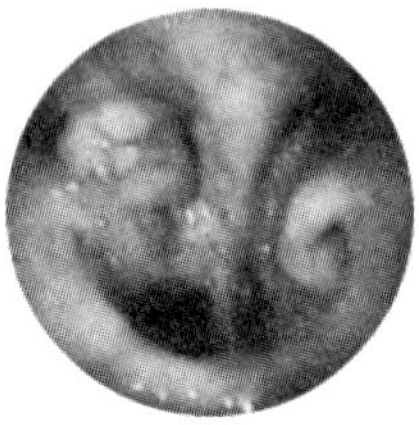
图 11-6　鼻咽癌

诊断依据：

1. 患者为男性，48 岁；

2. 右侧鼻腔涕中带血伴鼻塞、听力下降两个月，右侧颈部肿块一周；

3. 检查：右侧颈深淋巴结肿大，6cm×4cm，质硬、界限不清、无压痛；咽隐窝见菜花状新生物；

4. CT 检查提示：右侧咽隐窝消失，软组织肿块突向鼻咽腔。

最终确诊需行鼻咽部活检组织病理学检查。

工作过程

一、护理诊断

1. 出血倾向。由肿瘤破溃或侵犯黏膜、血管所致。

2. 舒适的改变。鼻塞、头痛，因肿瘤阻塞及侵犯颅内引起。

3. 焦虑。对鼻咽癌治疗预后担心。

4. 自我形象紊乱。与颈部包块、复视、上睑下垂等有关。

5. 感知改变。听力下降，与肿瘤阻塞咽鼓管有关。

二、护理目标

1. 涕中带血减少或消失。
2. 鼻塞、头痛及耳鸣等不适应症状减轻或消失，听力有所提高。
3. 情绪平稳，自信心及应对能力增强。
4. 提高生活质量。

三、护理措施

鼻咽癌病人

常规护理

（1）关心病人，鼓励患者树立战胜疾病的信心
（2）改善营养状况，增强免疫功能和抵抗力
（3）少量出血不必处理，大出血者给予止血剂或鼻腔填塞等措施
（4）头痛者应用镇静剂和止痛剂

放射治疗护理

（1）高蛋白、高维生素饮食，增强机体抗病能力
（2）注意口腔清洁，洗必泰含漱，如出现唾液减少、口干、吞咽困难等，应用软牙刷，避免食用坚硬食物
（3）单独使用餐具
（4）鼻咽腔如有炎症，给予控制
（5）照射野的护理：放射治疗前嘱患者去掉假牙、项链，保持皮肤清洁干燥，禁用肥皂水清洗，不用手抓，穿棉质衣物，避免阳光下直射

健康教育

（1）保持愉快心情，树立战胜疾病的信心
（2）坚持张口运动，防止颞颌关节功能障碍
（3）放疗后1～2个月会出现面部、颌下、颈部肿胀等后期反应
（4）放疗后三年不能随意拔牙
（5）坚持鼻腔冲洗，清除鼻腔分泌物
（6）了解鼻咽癌的发病因素和早期症状，有家族史和高发区人群应进行EB病毒的抗体（VCA-IgG）测定，高危人群可考虑进行鼻咽镜检查

BEI JING ZHI SHI

背景知识

鼻咽癌(carcinoma of nasopharynx)为我国高发恶性肿瘤之一，尤以广东、广西、湖南、福建等省(区)发病率最高。在我国头颈部恶性肿瘤中，鼻咽癌发病率占首位。本病 40～60 岁为高发年龄组，男性多于女性。

一、病因与发病机制

病因尚未明确，可能与下列因素有关：

1. 遗传因素。鼻咽癌病人具有家族聚集现象。

2. 病毒因素。EB 病毒在鼻咽癌发病中起着重要的作用。

3. 环境因素。鼻咽癌的发生与多环烃类、亚硝胺类等有关。

二、临床表现

(一) 症状

1. 鼻部症状。早期为吸鼻后涕中带血或擤出血性鼻涕，瘤体增大阻塞鼻孔，引起鼻塞，始为单侧，继而双侧。

2. 耳部症状。肿瘤阻塞或压迫咽鼓管咽口，可引起耳鸣、耳闭及听力下降等。

3. 脑神经症状。肿瘤经咽隐窝进入颅内，常先侵犯第Ⅴ、Ⅵ脑神经，然后累及第Ⅳ、Ⅲ、Ⅱ脑神经，可引起头痛、面部麻木、上睑下垂、复视、眼球运动障碍等脑神经受侵犯症状；肿大的肿瘤还可侵犯Ⅸ、Ⅹ、Ⅺ、Ⅻ脑神经，引起软腭麻痹、反呛、声嘶、伸舌偏斜等。

4. 颈淋巴结肿大。颈部淋巴结转移者较常见，以颈淋巴结肿大为首发症状者占60%，呈进行性增大，质硬，表面不平，活动度差，无压痛。

5. 远处转移。晚期可出现肺、肝、肾等处转移并引起相应症状。

（二）检查

1. 后鼻镜检查。鼻咽癌好发于鼻咽顶后壁或咽隐窝，早期见黏膜粗糙不平，易出血，并有小结节状及肉芽样肿物，肿瘤发展后可呈菜花状、结节状或溃疡状。

2. 细胞学检查。鼻咽病变处分泌物做涂片检查，可发现脱落的癌细胞，有助于诊断。

3. 影像学检查。CT和MRI可了解肿瘤侵犯的范围、颅底骨质破坏程度。

4. EB病毒血清学检查。作为鼻咽癌诊断的辅助指标。

5. 活检。鼻咽活检是确诊鼻咽癌的依据，应尽可能做鼻咽部原发灶的活检。

四、治疗原则

鼻咽癌早期诊断、早期治疗对疗效、预后非常重要。放射治疗为首选治疗手段。放疗期间配合化疗、中医中药和免疫治疗可提高疗效。

任务3　阻塞性睡眠呼吸暂停综合征病人的护理

病例导入

患者，男性，38岁。主诉：睡眠时打呼噜伴呼吸暂停频繁发作十余年。呼吸暂停每次持续数10秒，白天嗜睡，乏力，注意力不集中。否认高血压、糖尿病病史。检查：患者体型肥胖，咽腔狭小，扁桃体肥大，软腭下垂；双下甲肥大；多导睡眠呼吸监测：呼吸暂停指数20，呼吸暂停持续时间最长为52秒，平均21秒，最低血氧饱和度80%。初步诊断：阻塞性睡眠呼吸暂停综合征。诊断依据：

1. 患者为男性，38岁，体型肥胖；
2. 睡眠时打呼噜伴呼吸暂停十余年，白天嗜睡，乏力，注意力不集中；
3. 咽腔狭小，扁桃体肥大，软腭下垂，双下甲肥大；
4. 多导睡眠监测：呼吸暂停指数20，呼吸暂停持续时间最长为52秒，平均21秒，最低血氧饱和度80%。

工作过程

一、护理诊断

1. 睡眠型态紊乱。打鼾、憋气等，与上呼吸道阻塞性病变有关。

2. 气体交换障碍。与呼吸暂停后低氧血症及高碳酸血症有关。

3. 社交孤立。由于鼾声干扰他人休息及性格改变所致。

4. 潜在并发症。缺血性脑中风，猝死、心肌梗死、呼吸衰竭，与憋气、心律失常和心肌缺氧有关。

5. 缺乏知识。不了解疾病的严重性及如何防治。

二、护理目标

1. 打鼾减轻或消失，呼吸暂停次数减少，睡眠质量提高。
2. 氧分压，血氧饱和度及二氧化碳分压在正常范围。
3. 无并发症发生，生活质量改善。
4. 了解并发症的原因和预防措施，并积极配合治疗和护理。

三、护理措施

阻塞性睡眠呼吸暂停综合征
（悬雍垂腭咽成形术）病人

↓

术前护理 → 术后护理

术前护理

（1）病房安排：安排患者住单人病房以免鼾声影响其他患者睡眠
（2）减肥：适当增加体力活动和减少摄入量及禁酒
（3）调整睡眠姿势：采用侧卧位或半卧位，减轻呼吸暂停症状
（4）观察呼吸暂停情况，如患者憋气时间长，应将其推醒
（5）对其进行心理护理，使其消除对手术治疗的紧张和恐惧心理
（6）口腔护理，口泰漱口液漱口

术后护理

（1）保持呼吸道通畅，全麻者去枕平卧，头偏向一侧，吸氧，6小时后改半卧位，床边备吸引器，及时清除呼吸道分泌物
（2）观察渗血情况
（3）颈部冷敷
（4）手术后6小时进冷流质，48小时后改半流质，术后一周内可出现暂时性软腭功能障碍，进食时食物易自鼻腔呛出，应取坐位或半卧位进食
（5）创面假膜形成后再行口腔护理

↓

健康教育与出院告知

（1）注意休息，适当增加体育锻炼
（2）减少油腻及辛辣的食物
（3）采取合理的睡眠体位，以侧卧位为好
（4）控制血压，戒烟
（5）两周内禁干硬及刺激性食物

BEI JING ZHI SHI

背景知识

阻塞性睡眠呼吸暂停综合征(obstructive sleep apnea syndrome,OSAS)为一种睡眠障碍性疾病,一般指成人在夜间7h的睡眠中,呼吸暂停次数达30次以上,发作时经鼻或口呼吸气流中断时间为成人10s以上,儿童20s以上,或呼吸暂停指数(即每小时呼吸暂停的平均次数)大于5,并伴有血氧饱和度下降等一系列病理生理改变。

一、病因及发病机制

1. 上呼吸道狭窄或阻塞。鼻腔、鼻咽、咽和软腭以及舌根部为主要发生狭窄和阻塞的部位,如鼻中隔偏曲、鼻息肉、扁桃体肥大、腺样体肥大、鼻咽部肿瘤等常引起OSAS。

2. 肥胖。由于舌体肥厚,咽部过多脂肪沉积堵塞气道。

3. 内分泌紊乱。如女性绝经期后的内分泌失调,肢端肥大症导致的舌体肥大、甲状腺功能减退引起的粘液性水肿等。

4. 老年因素。老年期因肌肉松弛致咽部塌陷引起OSAS。

二、临床表现

1. 打鼾。影响他人睡眠,而打鼾、呼吸暂停症状患者醒后不能自觉。

2. 憋气。即呼吸暂停,频繁发作,每次持续10秒钟以上憋醒时患者奋力呼吸,胸腹部隆起,肢体不自主骚动。

3. 心血管症状。患者常表现为心律失常、高血压,严重者出现右心衰竭、脑中风等。

4. 肥胖。70%患者属肥胖体型。

5. 精神症状。患者总感觉睡眠不足,精神不振,记忆力减退,注意力不集中,工作效率低下,性格怪异等。

6. 辅助检查。多导睡眠描计仪检查:呼吸暂停低通气指数(AHI,即平均每小时睡眠中呼吸暂停和低通气的次数)>5。动脉血氧饱和度检查显示下降。其他如脑电图、心电图等检查可显示异常。

三、治疗原则

(一)非手术治疗

1. 调整睡眠姿势。采用侧卧,减少舌根后坠。

2. 减肥。控制饮食,适量运动。

3. 鼻腔持续正压通气。

(二)手术治疗

1. 悬雍垂腭咽成形术(UPPP)或腭咽成形术(PPP),是主要手术方法。

2. 等离子射频消融术。

任务 4　咽部异物病人的护理

病例导入

患者，女性，18 岁。主诉：吃鱼时突然出现右侧咽部刺痛半小时，吞咽时疼痛加剧。检查：舌根右侧见鱼刺一枚。初步诊断：咽部鱼刺。诊断依据：

1. 患者为女性，18 岁；
2. 右侧咽部刺痛，吞咽时加剧；有鱼刺进入史；
3. 检查：舌根右侧见鱼刺一枚。

工作过程

一、护理诊断

1. 舒适的改变。咽痛与鱼刺刺入有关。
2. 潜在并发症。喉炎、会厌炎、扁桃体周围脓肿等。
3. 焦虑。与咽异物致咽痛、不能继续进食及未能及时取出异物有关。

二、护理目标

1. 及时取出异物，咽痛解除。
2. 无并发症发生。
3. 消除焦虑。

三、护理措施

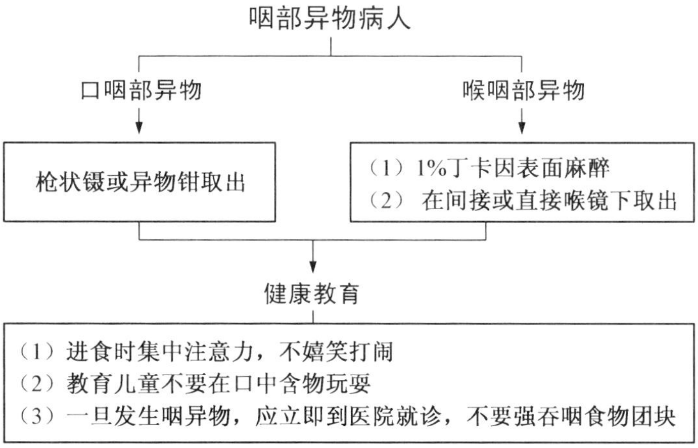

BEI JING ZHI SHI

背景知识

咽异物(foreign body in pharynx)多因仓促进食，口中含物或玩耍时不慎咽下所致。常见异物有鱼刺、鸡骨头、细竹签等。异物好发部位为扁桃体、舌根部及会厌溪，硬币及小玩物可梗于喉咽部，存留于鼻咽部者极为罕见。

一、病因

1. 匆忙进食，误将鱼刺、骨头、果壳等咽下。
2. 儿童将玩具含在口中，哭闹、跌倒时，异物坠入咽喉部。
3. 精神异常、昏迷时发生误咽。
4. 老年人假牙松脱坠入喉咽。

二、临床表现

1. 在进食过程中突然咽部有异物刺痛感，吞咽时症状明显，如刺破黏膜，可见少量血液。
2. 较大异物存留喉咽，可引起吞咽及呼吸困难。
3. 直接或间接咽喉镜检查可见异物。

三、治疗原则

1. 口咽部异物由异物钳直接取出。
2. 舌根、会厌谷、梨状窝异物，可在喉镜下用异物钳取出。
3. 对有感染或脓肿形成者，切开排脓，抗生素治疗。

任务5　食管异物病人的护理

病例导入

患者，男性，6岁。主诉：误吞硬币一枚后致吞咽疼痛、困难，唾液增多一小时。X线示：食管上段见硬币状高密度阴影(见图11－7)。初步诊断：食管异物。诊断依据：

1. 患者为男性，6岁；
2. 误吞硬币后出现吞咽疼痛、困难，唾液增多一小时；
3. X线显示：食管上段见硬币状高密度阴影。

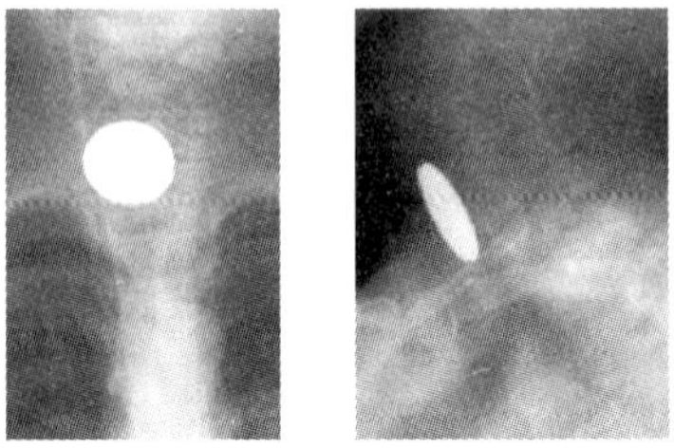

图11－7　食管异物

工作过程

一、护理诊断

1. 疼痛。与异物嵌顿食管有关。
2. 有窒息的危险。与异物较大压迫气管壁有关。
3. 有感染的危险。与异物刺破食管黏膜继发感染有关。
4. 知识缺乏。缺乏食管异物的预防知识。

二、护理目标

1. 疼痛减轻至消失。
2. 无窒息发生，保持正常的呼吸形态。
3. 无感染发生。
4. 病人及家属能讲述食管异物的有关预防知识。

三、护理措施

食管异物（食管镜取异物术）病人
↓
术前护理 ——→ 术后护理

术前护理：
（1）做好心理护理，解除患者的恐惧情绪
（2）密切观察患者的呼吸、血压及嘴唇有无紫绀和呼吸困难
（3）禁食
（4）术前30分钟肌注阿托品、鲁米那

术后护理：
（1）全麻 6 小时后取半卧位，如食管周围有脓肿，应抬高胸部，偏向患侧卧位
（2）观察体温、脉搏、呼吸、血压变化，注意颈部有无皮下气肿、疼痛及进食后有无呛咳、胸闷
（3）全麻 6 小时后进流质2～3天，无不适症状后改普食，食管黏膜有损伤，禁食24～48小时后进流质，有食管穿孔者，置入鼻饲管鼻饲
（4）警惕并发症的发生：如患者出现高热、全身中毒症状，吞咽时呛咳及大量呕血，提示有食管穿孔、气管食管瘘和大血管破溃等并发症发生

←— 健康教育

健康教育：
（1）进食不宜匆忙
（2）损坏的假牙及时修复，以免进食时松动脱落
（3）儿童改正口含玩具的习惯
（4）误吞异物后，切忌吞饭团、馒头等，以免加重损伤

BEI JING ZHI SHI

背景知识

食管异物(foreign bodies in esophagus)是耳鼻咽喉科常见急症，儿童和老人多见。

食管异物最常见于食管入口处，其次为食管中段。

一、病因和发病机制

1. 匆忙进食，将混在食物中的异物咽下。

2. 儿童多有口含玩具的习惯；老人多因假牙使用不便或松动所致，于睡眠、醉酒、昏迷时发生误咽。

3. 食管本身狭窄或肿瘤，较大食团易嵌塞于食管。

二、临床表现

1. 吞咽疼痛。为食管异物的主要表现，异物较大可致唾液增多。

2. 吞咽困难。异物较大或有感染者可出现吞咽困难。

3. 呼吸道症状。巨大食管异物压迫气管后壁，引起呼吸困难。

4. X 线透视或钡絮透视可明确异物位置。

三、治疗原则

1. 及时取出异物。

2. 抗感染及全身支持治疗。

3. 出现食管周围脓肿或咽后壁脓肿，切开引流。

4. 疑有大血管损伤、纵隔脓肿、异物过大等情况，估计食道镜下不能取出时，应请胸外科会诊处理。

能力训练

一、单项选择题

1. 平时我们所指的扁桃体是指 （　　）

   A. 咽扁桃体　　B. 腭扁桃体　　C. 舌扁桃体　　D. 管扁桃体

2. 急性扁桃体炎的假膜特点，下列哪项除外？ （　　）

   A. 局限性　　B. 易擦除　　C. 不易出血　　D. 易再生

3. 下列哪种情况不适合做扁桃体切除术 （　　）

   A. 每年发作 4～6 次，已连续三年　　B. 过度肥大影响呼吸功能者

   C. 血小板化验：6 万/mm^3　　D. 扁桃体伴有良性肿瘤者

4. 有关鼻咽癌的说法，下列哪项说法是有误的 （　　）

   A. 南方多于北方　　B. 男性多于女性

   C. 发病与 EB 病毒有关　　D. 病理上多数为腺癌

5. 鼻咽癌的早期表现是 （　　）

   A. 回缩涕带血丝　　B. 鼻塞

   C. 头痛　　D. 双侧颈部肿块

6. 有关睡眠呼吸暂停综合征说法，下列哪项说法是错的　（　）
   A. 成人夜间睡眠 7 小时内
   B. 呼吸暂停次数大于 30 次
   C. 每次呼吸暂停至少 10 秒钟以上或每小时呼吸暂停的次数平均大于 5 次
   D. 本病多见于 40 岁以下男性

二、填充题

1. 咽是 ________ 和 ________ 的共同通道。
2. 咽的生理功能是________、________、________、________、________。
3. 鼻咽癌的好发部位是________，首选________治疗。
4. 进食过程中一旦发生鱼刺哽咽，不要强吞________ ________。
5. 扁桃体切除术后鼓励病人多________、多________、多________，防止术腔粘连。
6. 食管异物最常见于________处，其次为________。
7. 咽鼓管咽口距下鼻甲后端的距离是________。

三、简答题

1. 何谓阻塞性睡眠呼吸暂停综合征，如何对病人进行健康宣教？
2. 简述鼻咽癌的早期临床表现及护理诊断。

四、病例讨论

病例：患者，男性，28 岁，农民。主诉：咽痛伴发热、食欲下降三天。上述症状每年发作 3～5 次，已连续五年。无声音嘶哑、呼吸困难，否认心肌炎、关节炎、肾炎等全身疾病。检查：体温 38.8℃；扁桃体充血、肿大三度、表面有假膜，双下颌淋巴结肿大、压痛，白细胞总数 12800/mm^3、多形核白细胞 78%。

1. 临床诊断结论是什么？
2. 术前需哪些准备？
3. 术后需做哪些护理与观察工作？

（章立新、金胜筠）

项目 12　喉部疾病病人的护理

学习目标

知识目标

1. 熟悉慢性喉炎的临床特征。
2. 熟悉喉阻塞概念、临床表现、护理原则。
3. 了解喉癌分型、手术前后护理措施。
4. 了解喉气管支气管异物处理的方法。

能力目标

1. 会气管套管的选择。
2. 会气管套管(内管)的清洗、消毒。
3. 会判断喉阻塞的分度。
4. 会雾化吸入。

XIANG GUAN JIE POU YU SHENG LI

相关解剖与生理

一、喉的解剖

喉(larynx)位于颈前正中,上通喉咽、下接气管。上界为会厌软骨游离缘,下界为环状软骨下缘,相当于3～6颈椎(见图12-1)。

(一) 喉的软骨

1. 甲状软骨。单块,为喉部最大软骨。此软骨正中上方呈V型切迹,成年男性切迹向前突出明显,称为喉结。

2. 会厌软骨。单块,状如树叶,上缘游离,下端较窄。会厌分舌面和喉面,舌面组织疏松,炎症时易肿胀。儿童期会厌呈卷叶状,质较软。

3. 环状软骨。单块,为喉部唯一一块完整的软骨,对保持喉腔通畅特别重要。

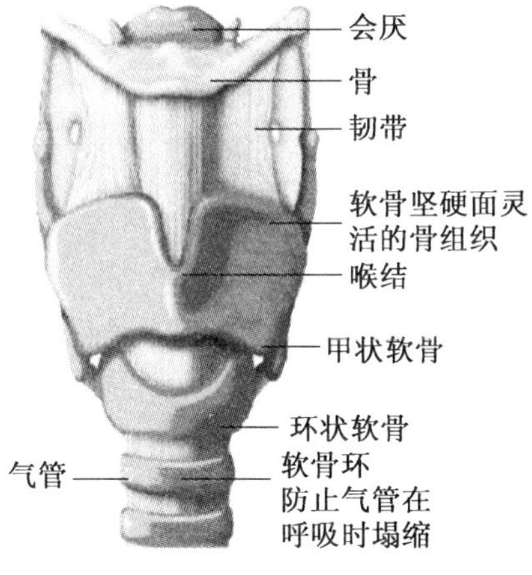

图 12-1　喉外观示意图

4. 杓状软骨。呈三角锥形,左右各一,位于环状软骨骨板上缘。杓状软骨和环状软骨构成环杓关节,其运动能使声带内收和外展。

5. 小角软骨。位于杓状软骨尖端上方，左右各一，无临床意义。

6. 楔状软骨。位于杓会厌襞中，左右各一，无临床意义。

(二) 喉肌

喉部肌肉分内外两组，喉外肌使喉固定，并使喉体上升或下降。喉内肌使声带运动和会厌活动，并调节声带的松紧。

(三) 喉腔

喉腔由室带和声带分隔为三个区：声门上区、声门区和声门下区。

1. 声门上区。位于室带上缘和喉入口之间。声带上方与之平行的皱襞为室带(又称假声带)。位于声带和室带之间开口呈椭圆形的腔隙称为喉室。

2. 声门区。位于室带与声带之间。声带外展时，出现一等腰三角形的裂隙称为声门裂，简称声门，为喉腔最狭窄处。

3. 声门下区。位于声带下缘和环状软骨下缘之间。幼儿期此区黏膜下组织疏松，炎症时易发生肿胀，常引起喉梗阻。

(四) 喉的神经

支配喉部的神经有喉上神经和喉返神经，两者均为迷走神经的分支。喉上神经内支主要司感觉，外支主要司运动。喉返神经支配除环甲肌以外的喉内各肌运动。左侧喉返神经的行程比右侧长，故容易受损。

二、喉的生理

1. 呼吸。喉是呼吸道的重要组成部分，声门裂是呼吸道最狭窄处。

2. 发声。喉是发声器官，声带是发声的主要部位。

3. 保护下呼吸道。吞咽时防止食物进入下呼吸道。

4. 屏气。即声带内收、声门紧闭，呼吸暂停，以完成咳嗽、排便、分娩、拿重物等生理功能。

任务1 喉炎病人的护理

病例导入

患者，女，35岁，教师。主诉：声音嘶哑伴喉干一个月。既往有类似病史。检查：T36.5℃，喉黏膜声带弥漫性充血，声门闭合欠佳，声带弥漫性增厚表面粗糙无光泽。初步诊断：慢性肥厚性喉炎。诊断依据：

1. 患者为女，35岁，教师；

2. 声嘶伴喉干一个月；既往有类似病史；

3. 检查：喉黏膜声带弥漫性充血，声带弥漫性增厚表面粗糙无光泽，声门闭合欠佳。

工作过程

一、护理诊断

1. 语言沟通障碍。由声带充血引起。

2. 舒适改变。喉干。

3. 焦虑、恐惧。由于长期声音嘶哑、疑似喉部长"癌"引起。

4. 知识缺乏。缺乏用声知识。

二、护理目标

1. 声音嘶哑消失。
2. 喉干好转至消失。
3. 情绪稳定,能配合治疗。
4. 知道用声知识。

三、护理措施

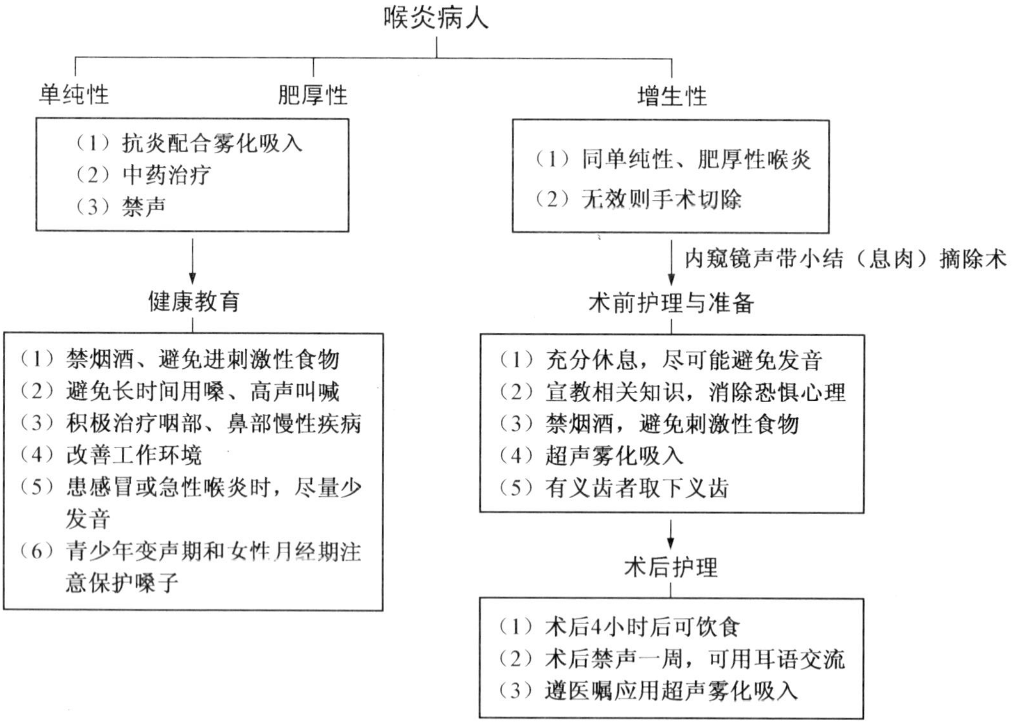

BEI JING ZHI SHI

背景知识

慢性喉炎(chronic laryngitis)是喉黏膜、声带的非特异性炎症,为耳鼻咽喉科常见病。

一、病因与发病机制

多因急性喉炎反复发作、理化因素的刺激、发音不当或过多(如教师、歌者)、邻近或全身疾病引起。

二、临床表现

1. 声音嘶哑为主要症状,严重者可失音。
2. 喉部不适、干燥感、说话时有喉痛感。
3. 喉部分泌物增多,有粘痰。
4. 检查:

(1) 单纯性:喉黏膜声带弥漫性充血、肿胀,声门闭合欠佳。

(2) 肥厚性:喉黏膜声带弥漫性充血,声门闭合欠佳,声带弥漫性增厚、声带边缘变圆钝、表面粗糙无光泽。

(3) 增生性:① 声带小结,双侧声带前、中1/3交界处对称性结节状小突(见图12-2);② 声带息肉,好发于一侧声带的前、中1/3交界处边缘,半透明、白色或粉红色表面光滑的带蒂状或丘状隆起(见图12-3)。

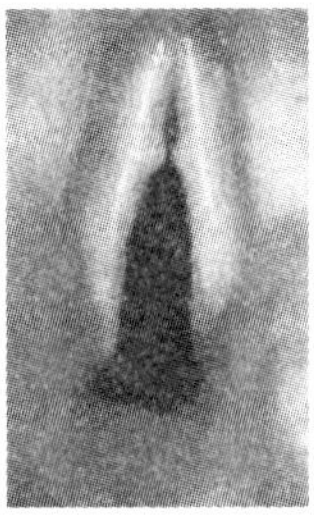

图12-2　声带小结

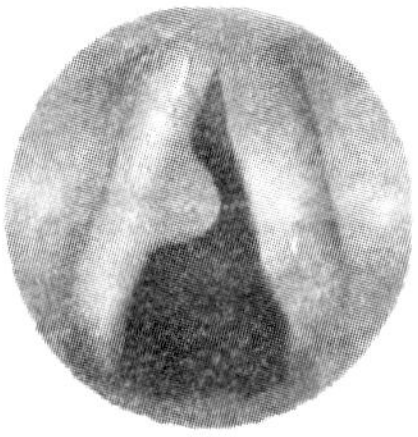

图12-3　声带息肉

三、治疗原则

单纯型和肥厚型以保守治疗为主,增生型(声带小结和声带息肉)应进行内窥镜手术摘除。

任务2　喉阻塞病人的护理

病例导入

患者,男,2岁。主诉(父母):发热、喉痛、咳嗽、声嘶四天伴口唇发紫两小时。患儿哭闹不止,难入睡,食欲下降。有“上感”史,曾经家长自行给予口服抗生素治疗,无好转。检查:T39℃,P100次/分,R 25次/分,口唇紫绀,吸气性呼吸困难,吸气性三凹征。初步诊断:喉阻塞三度、小儿急性喉炎。诊断依据:

1. 患者为男性,2岁;

2. 发热、喉痛、咳嗽、声嘶四天伴口唇发紫两小时;患儿哭闹不止,难入睡,食欲下降;有“上感”史;

3. 检查:T39℃,P100次/分,R25次/分,口唇紫绀,吸气性呼吸困难,吸气性三凹征。

工作过程

一、护理诊断

1. 有窒息的危险。与吸气性呼吸困难有关。

2. 语言沟通障碍。与急性喉炎引起的声音嘶哑有关。

3. 低效性呼吸形态。与吸气性呼吸困难有关。

4. 恐惧。与病情急重有关。

二、护理目标

1. 呼吸道通畅，恢复正常的呼吸形态。
2. 声音嘶哑减轻或消失，能够正常进行语言交流。
3. 消除恐惧心理。

三、护理措施

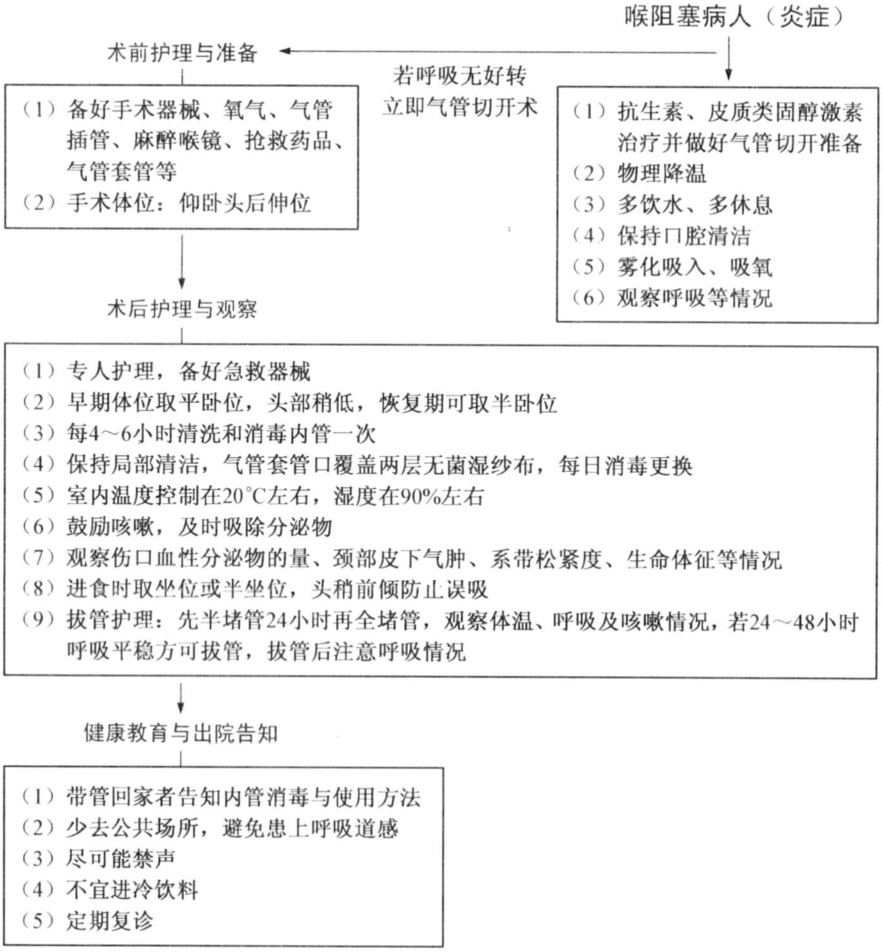

BEI JING ZHI SHI

背景知识

喉阻塞(laryngeal obstruction)亦称喉梗阻,是因喉部或邻近器官的病变,使喉部通道发生阻塞,而引起严重的呼吸困难。如不及时治疗,可引起窒息死亡。

一、病因与发病机制

1. 炎症。如小儿急性喉炎、急性喉气管支气管炎、急性会厌炎、咽白喉、咽后脓肿、下颌淋巴结炎、口底蜂窝织炎等。

2. 外伤。包括喉外部与喉内部的外伤,如喉部挫伤、烧灼伤、切割伤、火器伤、气管插管或气管镜检查引起的损伤等。

3. 异物。可引起喉腔机械性阻塞并导致喉痉挛。

4. 肿瘤。如喉癌、多发生喉乳头状瘤、喉咽部肿瘤,或喉部肿瘤合并感染及出血时可引起急性喉阻塞。

5. 喉水肿。如血管神经性水肿、药物过敏反应及心、肾疾患引起的喉水肿。

6. 畸形。如巨大喉蹼、先天性喉喘鸣、喉软骨畸形或喉瘢痕狭窄等。

7. 声带麻痹。两侧声带外展性瘫痪,多由外伤所致或为甲状腺手术的并发症。

二、临床表现

(一) 临床特征

1. 吸气性呼吸困难。这是喉阻塞的主要特征,表现为吸气运动加强,时间延长,吸气深而慢;而呼气时间缩短。因为声门裂是喉部的最狭处,如果喉部黏膜充血肿胀,声门裂变窄,吸气时气流将声带斜面向下、向内推压,使本已变窄的声门更加狭窄,以致造成吸气困难。呼气时气流向上推开声带,使声门裂变大,所以呼出气体比较容易。

2. 吸气性喉鸣。这也是喉阻塞的主要特征。由于吸入气流通过狭窄的声门裂,产生空气涡流反击声带,使之颤动而产生一种尖锐的喘鸣声。一般来说,喉阻塞越重,喉喘鸣越响,此时,扪及喉或气管,可有颤动感。

3. 吸气性软组织凹陷。由于吸气困难,胸腹辅助呼吸肌均代偿性加强运动,将胸部扩张,以助呼吸,而肺叶不能相应膨胀,故胸腔内负压增加,将胸壁及其周围的软组织吸入,遂出现胸骨上窝、锁骨上窝、肋间隙、剑突下或上腹部吸气期的凹陷,称为四凹征。凹陷的程度随呼吸困难的程度而异,儿童的肌张力较弱,凹陷更明显。

4. 声音嘶哑。若病变累及声带或声门裂者,则声音嘶哑常为首见症状。

5. 全身缺氧症状。因缺氧而面色青紫、面容焦虑、脉搏快速,坐卧不安,烦躁,吸气时头后仰,过度疲劳而嗜睡,但片刻又因缺氧窒息感而突然惊醒。

(二) 喉阻塞分度

对喉阻塞所致呼吸困难进行分度有利于病情观察和治疗与护理方案的拟订,根据呼吸困难的程度，可将其分为以下四度。

一度：安静时无呼吸困难表现。活动或哭闹时，出现轻度吸气性呼吸困难，稍有吸气性喉喘鸣和软组织凹陷。

二度：安静时也出现轻度吸气性呼吸困难、吸气性喉喘鸣和软组织凹陷，活动时加重，但不影响睡眠和进食。无烦躁不安，脉搏尚正常。

三度：吸气性呼吸困难，喉喘鸣和软组织凹陷明显，而且因缺氧而出现烦躁不安、脉搏加快、血压升高、不易入睡、不愿进食等症状。

四度：呼吸极为困难。由于严重缺氧和二氧化碳蓄积，患者坐卧不安、手足乱动、面色苍白或紫绀、出冷汗、定向力丧失、心律不齐、脉搏细弱、血压下降，最后出现昏迷、大小便失禁等，如不及时抢救，则很快发生窒息死亡。

（三）辅助检查

要查明喉阻塞的原因，应根据病情轻重而定。病情轻者先做有关检查，确诊后治疗；病情危重者则应首先施行抢救，待喉阻塞缓解后，再做进一步的检查和诊治。

1. 影像学检查。X线喉部侧位摄片、喉部CT扫描均有助于炎症、外伤、喉部异物和肿瘤的诊断。

2. 喉镜检查。纤维喉镜或直接喉镜检查，具有诊断和治疗的双重意义。检查中若怀疑为喉部肿瘤，可取活组织病理检查；发现喉部异物则随即取出。

三、治疗原则

一度：明确诊断、病因处理。减少活动，适当低流量（1～2L/min）吸氧。

二度：病因治疗，并气管切开准备，绝对卧床休息，氧流量可适当增大（2～4L/min），必要时给以镇静和雾化吸入。

三度：病因不易去除者（如肿瘤、外伤、咽白喉等）及时气管切开术；估计病因在短时能去除者（如炎症、异物、过敏等）则先病因处理，并密切观察生命体征，保持环境绝对安静。

四度：气管切开术，情况紧急时行环甲膜切开或先气管插管。

附：气管套管号别及按年龄选用如下（参考）

号别	00	0	1	2	3	4	5	6
内径(mm)	4.0	4.5	5.5	6.0	7.0	8.0	9.0	10
长度(mm)	40	45	55	60	65	70	75	80
适用年龄	1～5月	1岁	2岁	3～5岁	6～12岁	13～18岁	成年女子	成年男子

任务3　喉癌病人的护理

病例导入

患者，男，60岁。声嘶进行性加重一年半，伴吞咽困难三个月。无剧烈喉痛，半年前曾在某诊所以"慢性咽喉炎"治疗两个月，无明显好转。有烟酒嗜好，吸烟史40余年。检查：T37℃，消瘦，颈部扪及肿大的淋巴结，光滑无触痛。间接喉镜检查发现左侧声带中部有直径约0.4cm的粉色肿物，表面菜花样，经活检病理检查报告为：声带癌(鳞状细胞癌)。左声带固定于近中位。初步诊断：喉癌(声门型)。诊断依据：

1. 患者为男性，60岁；
2. 声嘶进行性加重一年半，伴吞咽困难三个月；
3. 检查：消瘦，颈部扪及肿大的淋巴结，光滑无触痛。间接喉镜检查发现左侧声带中部有直径约0.4cm的粉色肿物，表面菜花样，左声带固定于近中位。

工作过程

一、护理诊断

1. 舒适改变。声嘶、吞咽困难、呼吸困难，与肿瘤、手术有关。

2. 恐惧。与担心术后失去语言功能、预后有关。

3. 语言沟通障碍。与声嘶和手术有关。

4. 潜在并发症。窒息、出血、喉阻塞、感染，与手术、治疗护理不当及病变本身有关。

二、护理目标

1. 吞咽困难、呼吸困难减轻或消失，生理上和心理上的舒适有所增加，提高生活质量。
2. 情绪稳定，焦虑减轻，能积极配合治疗。
3. 能正确看待佩戴气管套管及学习其他方式发音，如人工喉及食管发音。
4. 避免发生并发症。

三、护理措施

喉癌病人（全喉切除术）

↓

术前护理

（1）卧床休息，注意观察生命体征，做好吸氧、气管切开准备
（2）富营养、高热量、易消化的软质食物，忌烟酒
（3）术前需交代术后注意事项及交流方式，取得患者理解与合作
（4）术前三天开始给予含嗽剂嗽口，鼻腔及口腔有炎症者给予必要的治疗
（5）备皮：剃须，范围为上起下唇水平、下至第三肋骨、左右至肩部皮肤
（6）手术8小时前禁食
（7）置入鼻饲管

↓

术后护理

（1）全麻未完全清醒时，去枕平卧头偏侧位，床边备吸引器、手电筒、各种急救药品等；麻醉完全清醒后，床头抬高30～45度
（2）密切观察血压、脉搏、体温和呼吸等生命体征，发现异常，立即报告医师
（3）观察引流管是否通畅，并计算每日引流量及颜色，注意伤口血性分泌物的量
（4）置入导尿管，并记录每日尿量
（5）观察吞咽时有无呛咳、分泌物
（6）术后24～48时内鼻饲管注入高热量流质营养物，之后多采用混合流食，术后十天可拔除鼻饲管，恢复经口进食，逐渐由流质改为半流质以至正常饮食
（7）保持口腔清洁，嘱患者于术后十天内勿作吞咽动作，将口腔中血性分泌物吸除或吐出，及时嗽口
（8）鼓励并协助早日下床活动
（9）气管套管护理（见气管切开术后护理）
（10）尽快学会食管发音或学习应用人工喉、电子喉发音，帮助患者建立新的交流方式

↓

出院告知与健康教育

（1）注意局部卫生，用纱布覆盖套管口
（2）少去公共场所，不去游泳
（3）注意观察分泌物性状，注意颈部有无肿块、肿胀
（4）抗生素继续使用一个月
（5）两年内每半年复诊一次，有情况随时复诊
（6）练习食管发音，或学习应用人工喉、电子喉发音

BEI JING ZHI SHI

背景知识

喉癌(carcinoma of larynx)是喉部最常见的恶性肿瘤，在喉部恶性肿瘤中，鳞状细胞癌占95%～98%，腺癌占2%，未分化癌、淋巴肉瘤和纤维肉瘤少见。根据癌肿的发生部位，喉癌分为三型：(1) 声门上型，约占喉癌的30%，细胞分化差，常发生早期淋巴转移；(2) 声门型，约占60%，细胞分化好，早期很少发生颈淋巴结转移；(3) 声门下型，约占6%。

一、病因与发病机制

喉癌的病因迄今尚未明确，可能与以下因素有关：

1. 烟、酒刺激。临床上90%以上的喉癌患者有长期吸烟史。

2. 空气污染。长期接触生产性粉尘和废气，如二氧化硫、砷、铬、石棉、芥子气、木材粉尘的人群中，喉癌发生率高。

3. 病毒感染。近年来研究认为，人类乳头状瘤病毒的部分亚型可能与喉癌的发生、发展相关。

4. 癌前期病变。如喉白斑病（包括喉角化症）为一种声带黏膜上皮角化不良的病变，在长期接触烟、有害气体或炎症刺激后，发生癌变的病理变化。

5. 其他。如与机体免疫功能障碍、性激素代谢紊乱、体内微量元素过多或缺少等有关。

二、临床表现

1. 声门上型。早期仅有喉部不适感，以后当溃烂时出现喉痛，并反射至耳部，吞咽时加重；痰中带血，多带臭味；向下侵袭可出现声嘶、呼吸困难；易早期淋巴结转移。

2. 声门型。早期声嘶，并进行性加重并伴呼吸困难；不易淋巴结转移。

3. 门下型。早期症状不明显，常规喉镜检查也不易发现；溃烂时出现咳嗽、痰中带血、疼痛，向上侵袭可出现声嘶、呼吸困难，可侵犯颈部肌肉、甲状腺、食管。

三、治疗原则

手术、放疗和化疗是治疗喉癌的三大基本手段。根据患者的肿瘤部位、范围、分化程度和全身状况，上述方法可单独使用，也可联合应用综合治疗。

任务4　下呼吸道异物病人的护理

病例导入

患儿，男性，3岁。主诉（父母）：吃花生后呛咳、面色发白四小时。检查：T 37.5℃，面色苍白，呼吸急促，胸部叩诊右侧呈浊音，听诊右肺呼吸音低，胸部X拍片显示右肺不张。初步诊断：下呼吸道异物。诊断依据：

1. 患儿为男性，3岁；

2. 吃花生后呛咳、面色发白四小时；

3. 检查：面色苍白，呼吸急促，胸部叩诊右侧呈浊音，听诊右肺呼吸音低，胸部X拍片显示右肺不张。

工作过程

一、护理诊断

1. 舒适改变。呛咳、呼吸困难，与异物有关。

2. 恐惧。与舒适改变和担心异物不能取出有关。

3. 清理呼吸道无效。由于气管、支气管内存在异物，阻碍正常呼吸所致。

4. 有窒息的危险。与异物较大，阻塞气管或声门裂有关。

5. 有感染的危险。由于异物刺激气管、支气管黏膜，或阻塞其远端肺叶的引流而发生继发感染。

6. 知识缺乏。缺乏气管、支气管异物的预防知识。

二、护理目标

1. 呼吸道通畅，紫绀、呼吸困难减轻至消失。
2. 情绪稳定，能积极配合治疗。
3. 保持正常的呼吸型态，无窒息的危险。
4. 无感染的症状或感染得到控制。
5. 了解有关呼吸道异物的防治知识。

三、护理措施

下呼吸道异物病人

↓ 立即支气管镜（内窥镜）下取异物术

术前护理

（1）密切观察呼吸情况
（2）准备好氧气、负压吸引、气管切开包等急救物品
（3）如呼吸困难骤然加重，应立即给予吸氧
（4）完善术前准备，如禁食、注射阿托品、与手术室联系
（5）详尽地向患者及其家属介绍手术的过程与必要性，及术中和术后可能发生的各种并发症

↓

术后护理

（1）全麻术后，麻醉尚未清醒前，设专人护理，头偏向一侧
（2）观察生命体征，应特别注意呼吸情况，如有严重的呼吸困难发生，经药物治疗和吸氧等仍无缓解，并呈进行性加重时，应及时告知医师，必要时需施行气管切开术
（3）及时吸净患者口腔内分泌物
（4）遵医嘱及时给予吸氧、抗生素和皮质类固醇激素治疗
（5）卧床休息，避免哭闹
（6）术后两小时可以进软质饮食

↓

健康教育

（1）婴幼儿避免进食花生、瓜子、豆类等带硬壳的食物
（2）进食时细嚼慢咽，不讲话、玩耍
（3）纠正口中含物的不良习惯
（4）如口中有异物，绝不可强行去挖取
（5）儿童在进食过程不可打骂、逗笑或恐吓

BEI JING ZHI SHI

背景知识

气管、支气管异物(foreign bodies in the trachea and bronchi)是耳鼻喉科常见急重症之一,3岁以下者较多见。因异物的性质和所致气道阻塞的程度不同,导致的后果也不同。轻者可致气管、支气管和肺部损害,重者可能因窒息死亡。

一、病因和发病机制

1. 婴幼儿特点。磨牙尚未发育成熟,不能将花生、瓜子、豆类等硬物嚼碎,加之咳嗽反射功能不甚健全,易将异物吸入下呼吸气道;而且由于幼儿喜好跳、跑、追赶、嬉笑和哭闹等,当口内含有食物或其他物体,会因深吸气而吸入气道。

2. 异物本身所具有的特点。异物多为表面光滑、体小质轻,如植物类(花生、瓜子、豆类)、金属类(针、钉、钢球)、化学类(笔帽、义齿)、动物类(鱼刺)等。

3. 全麻或昏迷病人误吸。由于咽反射消失,未取下的义齿或呕吐物易被误吸入气道。

4. 不适当的救治措施。如用手指伸入口内或咽部企图挖出异物,或钳取异物不得法,可使其被吸入呼吸道内。

5. 工作时的不良习惯。习惯在工作时将针、钉及扣等含于口中,偶有不慎或突然说话,即可将其吸入呼吸道内。

6. 精神病病人或企图自杀者。

二、临床表现

1. 气管异物。异物吸入气管后,立即发生剧烈呛咳、面红耳赤,并有憋气、呼吸不畅等症状。此后,若异物贴附于气管壁,症状可暂时缓解或稳定;若吸入之异物较轻而光滑如西瓜子等,常随呼吸气流在气管内上下活动,并引起阵发性剧烈咳嗽、呼吸困难。当异物随气流向上撞击声门下区时,则产生拍击声。在咳嗽时或呼气末期常可闻及,以听诊器在颈部气管前可清楚听到,或用手于颈前可触到撞击感。肺部听诊两肺呼吸音相近,由于气流通过狭窄的气道,可产生哮鸣音。如果较大的异物阻塞气管,可能发生窒息。

2. 支气管异物。其早期症状与气管异物相似。当异物进入支气管后依其大小、种类和位置的不同而症状各异。在支气管内,其活动减少,咳嗽症状略减轻;当异物尚能活动时,则有痉挛性高声咳嗽。如为植物性异物,支气管炎症多较明显,常有发热、咳嗽、多痰等症状。呼吸困难程度与异物存留部位及大小有关。若部分阻塞支气管腔,则可能发生轻度呼吸困难或胸部不适感;如两侧支气管内均有异物堵塞,呼吸困难多较严重。肺部听诊时,患侧呼吸音减低或消失。

3. 辅助检查。非金属性的气管、支气管异物患者,X线胸部检查常无明显发现。金属等不透光性异物,胸部X线透视或摄片,可确定异物形状、大小及所在部位。

三、并发症

支气管异物若活瓣性阻塞可造成肺气肿,完全性阻塞可造成肺不张。另外,气管、支气管内有异物时，由于缺氧，可使肺循环的阻力加大，心脏负担加重而并发心力衰竭，表现为呼吸困难明显，烦躁不安，面色苍白或紫绀，心率增快，常超过160次/分钟，肝脾肿大。当肺气肿严重或剧烈咳嗽时，可导致细支气管或肺泡破裂而并发气胸、纵隔气肿或皮下气肿。

四、治疗原则

立即支气管镜下取出异物，预防感染，防止并发症。

能力训练

一、单项选择题

1. 拔除气管套前必须先堵管（　　）
   A. 2小时　　B. 6小时
   C. 12小时　　D. 24小时
2. 下列喉软骨中哪块是呈双块的（　　）
   A. 环状软骨　　B. 甲状软骨
   C. 会厌软骨　　D. 杓状软骨
3. 下列哪项是下呼吸道异物的护理目标（　　）
   A. 呼吸道通畅，紫绀、呼吸困难消失　　B. 情绪稳定，能积极配合治疗
   C. 保持正常的呼吸型态，无窒息的危险　　D. 以上均是
4. 喉阻塞的临床特征为（　　）
   A. 吸气性呼吸困难　　B. 呼气性喉鸣
   C. 吸气期软组织凹陷　　D. 声音嘶哑
5. 下列哪一项是喉阻塞三度（　　）
   A. 活动时出现轻度吸气期呼吸困难
   B. 安静时出现轻度吸气期呼吸困难、吸气期喉喘鸣和软组织凹陷，活动时加重
   C. 吸气期呼吸困难，喉喘鸣和软组织凹陷明显，出现烦躁不安、脉搏加快等症状
   D. 坐卧不安、手足乱动、面色苍白或紫绀、出冷汗、定向力丧失、心律不齐等症状
6. 慢性喉炎的主要临床特点是（　　）
   A. 发热　　B. 呼吸困难
   C. 咽喉部痛　　D. 声音嘶哑
7. 下列因素与喉癌的发生无明显关系的是（　　）
   A. 烟、酒刺激　　B. 空气污染
   C. 喉白斑病　　D. 用声过度

二、填充题

1. 喉癌可分为__________、__________、__________三种类型。

2. 单块喉软骨有________、____________、________。
3. 喉阻塞三度要__________流量给氧。
4. 可以出现声嘶的喉部疾病有________、________、________。
5. 喉癌病人的护理目标是________、________、________和________。
6. 治疗喉癌的三大基本手段是________、________、________。

三、简答题

1. 简述喉阻塞的分度标准。
2. 简述喉癌的术前护理与准备。

四、病例讨论：

病例：患者，女性，30岁，歌手。主诉：声嘶伴喉干半月。既往有类似病史。近来病人思想负担重，失眠，易激动和恼怒。

1. 需要做哪些检查？
2. 初步诊断结论是什么？
3. 请为该患者制订一份护理计划。

（陈俊、章立新）

项目13　耳鼻咽喉部检查与常用护理技术操作

学习目标

知识目标

1. 了解耳部、鼻部、咽部、喉部检查方法。
2. 熟悉外耳道清洁法、滴药法。
3. 熟悉咽鼓管吹张法。
4. 熟悉鼻腔滴药法、鼻腔冲洗法。
5. 了解上颌窦穿刺冲洗法。
6. 了解咽部涂药法、咽喉部喷雾法、雾化吸入法。

能力目标

1. 会使用额镜、耳镜、鼻镜、镊子、间接咽喉镜、压舌板等。
2. 能观察到鼓膜、下中鼻甲及相应鼻道、鼻中隔前端、腭扁桃体、咽后壁等组织。
3. 会音叉听力检查、会鼻通气、嗅觉检查。
4. 会外耳道清洁法、滴药法、会鼻腔滴药法。
5. 会咽部涂药法、会咽喉部喷雾法、会雾化吸入法。

任务1　耳鼻咽喉部检查

一、耳部检查法

(一) 耳廓及耳周检查

1. 病人取侧坐位，受检耳朝检查者。
2. 观察耳廓有无畸形、局限性隆起增厚及皮肤有无红肿或皲裂。
3. 观察耳周有无红肿、瘘口、瘢痕、赘生物及皮肤损害等。

(二) 外耳道及鼓膜检查

1. 牵拉耳廓(成人向后上方，幼儿向后下方)。
2. 观察外耳道有无耵聍、异物或分泌物。
3. 观察鼓膜的正常解剖标志是否存在，注意鼓膜的色泽、活动度及有无穿孔及其部位、大小。

(三) 咽鼓管检查

1. 吞咽试验。将听诊器两端的橄榄头分别置于病人和检查者的外耳道口，然后嘱病人做捏鼻吞咽动作。

2. 捏鼻鼓气。病人两指紧压两侧鼻翼，紧闭口唇，用力向鼻腔做鼓气动作。

3. 耳鼓气球吹张。病人含一口水，然后将橄榄头塞入一侧鼻孔，另侧鼻孔用手指压紧做吞咽动作，同时挤压耳鼓气球，使空气经咽鼓管进入中耳。

4. 咽鼓管导管吹张。

① 1%麻黄素生理盐水收缩鼻腔黏膜。

② 听诊管两端分别插入检查者与病人外耳道内。

③ 咽鼓管导管弯端向下沿一侧鼻底缓慢伸入抵达咽后壁，向外旋转 90 度后，略向外退，即进入咽鼓管咽口。

④ 操作者左手固定导管，右手将耳鼓气球连于导管外端，轻轻挤压耳鼓气球。

(四) 听力检查

1. 主观测听法。

(1) 音叉试验。

① 林纳试验(RT)即骨气导比较试验：将振动的音叉柄端置于受检测乳突部相当于鼓窦处(骨导)当受试耳听不到音叉声时立即将叉臂置于距受试耳外耳道 1cm 处(气导)。

② 韦伯试验(WT)即比较受试者两耳骨导听力：C_{256} 或 C_{512} 音叉，敲击后将振动的音叉柄端紧压颅面中线任何一点(多为前额)，请受试者辨别音叉偏于何侧。

③ 施瓦巴赫试验(ST)即比较受试者与正常人的骨导听力：先测试正常人骨导听力，当其不再闻及音叉声时，迅速将音叉移至受试耳鼓窦区测试。

(2) 纯音听阈：先测试气导，然后测试骨导。测试前请受试者在听到测试声时，无论其强弱立即以规定的动作表示之。检查从 1000Hz 开始，然后按 2000Hz、3000Hz、4000Hz、6000Hz、8000Hz、250Hz、500Hz 顺序进行，最后再对 1000Hz 复查一次。

(3) 其他：语音检查法、表试法、阈上功能测试、言语测听等。

2. 客观测听法。

(1)声导抗测试：通过改变外耳道压力，测量鼓膜被压入或拉出时声导抗的动态变化，同时用记录仪以压力声顺函数曲线形式记录下来。

(2)电反应测听。

(3)耳声发射测试。

(五) 前庭功能检查

1. 眼震检查。有自发性、位置性、变位性、冷热试验、旋转试验、眼震电图描记法等检查法。

2. 平衡功能检查。有闭目直立、过指试验、行走试验、闭眼垂直写字试验、姿势描记及指鼻试验、跟膝胫试验、轮替运动等检查方法。

(六) 耳部影像学检查

颞骨岩部、乳突部 X 线拍片，颞骨 CT 扫描及磁共振成像。

二、鼻部检查法

(一)外鼻检查

1. 受检者取正坐位,腰靠检查椅背,上半身稍前倾,头正、腰直、两手置于膝上,不合作的儿童须由家属或护士将其抱在怀中坐好。

2. 观察外鼻有无畸形,皮肤有无肿胀、缺损、色泽是否正常,有无鼻小柱过宽、鼻翼塌陷、前鼻孔狭窄。

3. 触诊有无压痛、增厚、变硬,鼻骨有无骨折、移位及骨擦音。

4. 听其发音,了解有无"闭塞性鼻音"或"开放性鼻音"。

5. 注意是否嗅到特殊的腥臭味。

(二) 鼻腔检查

1. 鼻前庭检查。

① 受检者头稍后仰。

② 检查者以拇指将鼻尖抬起。

③ 观察鼻前庭皮肤有无充血、肿胀、皲裂、溃疡、疖肿、隆起及结痂等。

2. 前鼻镜检查。

① 左手持前鼻镜,与鼻腔底平行伸入鼻前庭,不可超越鼻阈。

② 右手扶持受检者头部,随检查需要变动头位。

③ 缓缓张开镜页,依次检查鼻腔各部:先使受检者头位稍低,而后抬高,逐渐至后仰位,由下至上顺序观察鼻底、下鼻甲、下鼻道、鼻中隔前下部,而后中鼻甲、中鼻道及嗅裂和鼻中隔中部,最后为鼻中隔上部、中鼻甲前端、鼻堤等。

④ 注意鼻甲有无充血、水肿、肥大、干燥及萎缩,中鼻甲有无息肉样变,各鼻道及鼻底是否积聚分泌物及分泌物的性状,鼻中隔有无偏曲、穿孔、出血、血管曲张、溃疡糜烂或黏膜肥厚,鼻腔内有无息肉、肿瘤、异物等。

⑤ 若下鼻甲肥大,可用1%麻黄碱生理盐水收缩鼻腔黏膜后再进行检查。

3. 后鼻镜检查。

① 左手持压舌板将舌前2/3下压,右手以握笔姿势将间接咽喉镜从左侧口角送到软腭与咽后壁之间(镜面朝上)。

② 注意鼻咽顶有无新生物、溃疡、出血点、痂皮、腺样体残余,后鼻孔有无畸形、下鼻甲及下鼻道有无脓液,咽隐窝有无肿瘤等。

(三) 鼻窦检查

1. 观察面颊、内眦及眉根附近皮肤有无红肿,局部有无硬性或弹性隆起,眼球有无移位或运动障碍,面颊或眶内上角处有无压痛,额窦前壁有无叩痛等。

2. X线、CT扫描是鼻窦最常用的辅助检查方法,可根据窦腔密度、阴影及是否有骨破坏,判断有无炎症、囊肿、息肉、异物或肿瘤等。

3. 头位引流及上颌窦穿刺冲洗。

(四) 鼻腔及鼻窦内镜检查

1. 硬管鼻内镜检查。

① 1%丁卡因及麻黄碱麻醉并收缩鼻黏膜。

② 根据检查部位不同选用0°及向前倾斜30°、70°110°的视角镜，沿鼻底插入，越过鼻中隔后缘，转动镜窗检查鼻咽各壁鼻腔情况。

2. 软管鼻内镜检查：属冷光源纤维导光，管径很细，可进入各鼻道清晰地观察鼻腔各部，鼻咽及各鼻窦的开口及邻近组织病变等。

（五）鼻功能检查

1. 鼻通气测量板检查两鼻腔的通气情况。

2. 鼻侧压计测量呼吸时气流的阻力。

3. 嗅觉检查，分别用酒精、醋、水叫受检者判断。

三、咽喉部检查法

（一）口咽检查

1. 受检者取正坐位，腰靠检查椅背，上半身稍前倾，头正、腰直、两手置于膝上，不合作的儿童须由家属或护士将其抱在怀中坐好。

2. 观察口唇颜色，有无唇裂畸形、疱疹、口角糜烂等。

3. 观察口腔黏膜有无出血、溃疡等。

4. 观察双侧腭舌弓、腭咽弓、咽侧壁及咽后壁，注意咽黏膜有无充血、溃疡、假膜、脓痂、干燥、肿胀和隆起等。

5. 观察两侧腭扁桃体，注意其大小、形态、隐窝口处有无分泌物，有无扁桃体异物或新生物等。

6. 嘱受检者发“啊”音，观察软腭运动情况。

（二）鼻咽检查

1. 间接鼻咽镜检查（见后鼻镜检查）。

2. 电鼻咽镜、直接鼻咽镜及光导纤维鼻咽镜检查。

（三）喉咽及喉部检查

1. 喉外部检查。

① 观察喉部外形、喉体大小、位置以及对称否。

② 触诊有无肿胀、触痛、畸形，颈部有无肿大淋巴结或皮下气肿等。

③ 将喉体向两侧推移，可扪及喉关节摩擦和移动的感觉。

2. 喉镜检查。

① 间接喉镜：受检者尽量向外伸舌，纱布包裹舌头，检查者用左手将舌向外拉，右手以握笔姿势将间接咽喉镜从左侧口角送到软腭与咽后壁之间（镜面朝下）。观察舌根、会厌谷、喉咽后壁与侧壁、会厌舌面及游离缘、舌会厌侧襞、杓状软骨及两侧梨状窝。再嘱受检者发“伊”音，观察会厌喉面、杓状会厌襞、杓间区、室带和声带。

② 直接喉镜：亦称喉直达镜，直接喉镜检查适用于间接喉镜检查不能查清的喉部病变或需要喉部活检者，或声门下腔、梨状窝等处病变者。严重的颈椎病变，如脱位、外伤、结核等不能进行直接喉镜检查。

③ 显微喉镜：利用手术显微镜通过支撑式或悬吊式直接喉镜进行更细致、更精确的检查方法，可观察一些细微的病变，如癌前病变、轻度上皮增厚、黏膜下充血以及声带小结、息

肉或其他新生物等。

④ 纤维喉镜：利用透光玻璃纤维的可曲性、纤维光束亮度强和可向任何方向导光的特点，制成镜体细而软的喉镜。检查时，取坐位，检查者左手握镜柄，右手指持镜干远端，轻轻送入鼻腔，沿鼻底进入口咽，观察会厌、杓状会厌襞、喉室、声带、前后联合及声门下区。

(四) 影像学检查

1. 主要包括透视、X 线摄片、体层摄影、CT 和 MRI 等。

2. 喉部透视只用于诊断不透 X 线的喉部异物。

3. 颈部侧位 X 线摄片可判断喉肿瘤病变蔓延及浸润软骨的情况，亦可观察喉部软骨有无骨折、喉黏膜有无水肿及术后皮下气肿等。

4. CT 扫描及磁共振成像等有助于肿瘤、异物的诊断。

任务 2　常用护理技术操作

一、外耳道清洁法

(一) 训练目的与要求

1. 通过训练后能正确地做外耳道清洁。

2. 能熟悉外耳道清洁在检查与治疗耳疾上的作用。

(二) 用物准备

棉子、耳镜、镊子、3％双氧水等。

(三) 训练过程

1. 带教老师演示或观看录像。

2. 学生两人一组互扮角色、可重复多次组合。

3. 带教老师巡视、及时纠正不当之处。

4. 集中评价训练过程中存在的问题。

(四) 思考与练习

1. 哪些耳病可做外耳道清洁法？

2. 鼓膜外伤性穿孔是否可做外耳道清洁法？

外耳道清洁法操作流程图

准备工作
1. 护士：仪表端庄，洗手，戴口罩
2. 物品：备齐用物，放置有序

↓

查对与解释
1. 查对：患者的床号、姓名、耳别
2. 解释：向患者解释，取得合作

↓

核对与体位
1. 核对：再次核对姓名、床号、耳别
2. 体位：患者侧坐位，受检耳朝操作者

↓

清洁方法
1. 整块耵聍用镊子或耵聍钩轻轻取出
2. 耵聍碎屑用棉子清除
3. 外道内分泌物用蘸有 3％双氧水的小棉签清洗，然后干棉签拭净

↓

注意事项
1. 态度要和蔼
2. 动作要轻，不可损伤外耳道皮肤和鼓膜

↓

再次核对　再次核对姓名、床号、耳别

↓

记录结果　记录清洁结果与有无不良反应

↓

清理工作
1. 协助患者取舒适位置
2. 清理用物，洗手

外耳道清洁法操作评分标准

项　目	项目总分	操　作　要　求	评分等级及分值 A	B	C	D	实际得分
仪　表	5	工作衣、帽、鞋穿戴整齐 戴好口罩	5	4	3	2～0	
操作前准　备	10	洗手、修剪指甲	5	4	3	2～0	
		根据病情准备用物、放置合理	5	4	3	2～0	
操作过程	60	核对患者与耳别	10	8	6	4～0	
		做好解释，取得合作	5	4	3	2～0	
		取合适位置	5	4	3	2～0	
		拿用物方法	5	4	3	2～0	
		牵拉耳廓方法	5	4	3	2～0	
		使用耳镜、镊子方法	5	4	3	2～0	
		清洁方法	10	8	6	4～0	
		恢复体位	5	4	3	2～0	
		清洁后处理	5	4	3	2～0	
		洗手	5	4	3	2～0	
操作后	5	妥善安置患者，整理患者床单 用物处理恰当	5	4	3	2～0	
护患沟通	10	操作过程中能与患者良好沟通，取得合作	10	8	6	4～0	
操作熟练程度	5	动作轻巧、稳重、有条不紊	5	4	3	2～0	
操作质量	5	清洁后无明显不舒适感 衣被未被污染	5	4	3	2～0	
总　计	100						
质量控制		1. 耳别错者为不及格 2. 有外耳道或鼓膜损伤者为不及格					

二、外耳道滴药法

(一) 训练目的与要求

1. 通过训练后能正确地做外耳道滴药法。
2. 能熟悉外耳道滴药在治疗耳疾上的作用。

(二) 用物准备

消毒棉球、滴管、滴耳液等。

(三) 训练过程

1. 带教老师演示或观看录像。
2. 学生两人一组互扮角色、可重复多次组合。
3. 带教老师巡视、及时纠正不当之处。
4. 集中评价训练过程中存在的问题。

(四) 思考与练习

1. 外耳道滴药水后出现眩晕有哪些原因?
2. 外伤性鼓膜穿孔病人可以用滴耳液滴耳吗?

外耳道滴药法操作流程图

准备工作	1. 护士:仪表端庄,洗手,戴口罩 2. 物品:备齐用物,放置有序
↓ 查对与解释	1. 查对:患者的床号、姓名、耳别、药水 2. 解释:向患者解释,取得合作
↓ 核对与体位	1. 核对:再次核对姓名、床号、耳别、药水 2. 体位:患者侧坐位,受检耳朝操作者
↓ 滴药方法	1. 先清洁外耳道 2. 嘱患者将患耳朝上,向后上方牵拉耳廓,向外耳道内滴入药液 3～5 滴 3. 鼓膜穿孔者可用手指按压耳屏数次 4. 干棉球拭干外耳道口液体
↓ 注意事项	1. 药液温度要与体温相近 2. 教会患者或家属掌握外耳道滴药方法,以便能在家中自滴药
↓ 再次核对	再次核对姓名、床号、耳别、药水
↓ 记录结果	记录滴药结果与有无不良反应
↓ 清理工作	1. 协助患者取舒适位置 2. 清理用物,洗手

外耳道滴药法操作评分标准

项　目	项目总分	操　作　要　求	评分等级及分值				实际得分
			A	B	C	D	
仪　表	5	工作衣、帽、鞋穿戴整齐 戴好口罩	5	4	3	2～0	
操作前准　备	10	洗手、修剪指甲	5	4	3	2～0	
		根据病情准备用物、放置合理	5	4	3	2～0	
操作过程	60	核对患者、耳别、药水	10	8	6	4～0	
		做好解释，取得合作	5	4	3	2～0	
		取合适位置	5	4	3	2～0	
		拿药水方法	5	4	3	2～0	
		牵拉耳廓方法	10	8	6	4～0	
		滴药水方法	10	8	6	4～0	
		恢复体位	5	4	3	2～0	
		滴药水后处理	5	4	3	2～0	
		洗手	5	4	3	2～0	
操作后	5	妥善安置患者，整理患者床单 用物处理恰当	5	4	3	2～0	
护患沟通	10	操作过程中能与患者良好沟通，取得合作	10	8	6	4～0	
操作熟练程度	5	动作轻巧、稳重、有条不紊	5	4	3	2～0	
操作质量	5	滴药水后感觉舒适 衣被未被污染	5	4	3	2～0	
总　计	100						
质量控制		1. 耳别错者为不及格 2. 滴错药水者为不及格					

三、咽鼓管吹张法

(一) 训练目的与要求

1. 通过训练后能正确地做咽鼓管吹张法(捏鼻鼓气法、导管吹张法)。
2. 通过咽鼓管吹张法训练后能正确判断咽鼓管是否通畅、阻塞、狭窄。
3. 能熟悉咽鼓管吹张法在治疗耳疾上的作用。

(二) 用物准备

金属咽鼓管导管、耳鼓气球、听诊管等。

(三) 训练过程

1. 带教老师演示或观看录像。

2. 学生两人一组互扮角色。
3. 带教老师巡视、及时纠正不当之处。
4. 集中评价训练过程中存在的问题。

(四) 思考与练习

1. 如何判断咽鼓管是否通畅、阻塞、狭窄?
2. 哪些情况下不能做咽鼓管吹张?

咽鼓管吹张法操作流程图

准备工作
1. 护士：仪表端庄，洗手，戴口罩
2. 物品：备齐用物，放置有序

↓

查对与解释
1. 查对：患者的床号、姓名、耳别
2. 解释：向患者解释，取得合作

↓

核对与体位
1. 核对：再次核对姓名、床号、耳别
2. 体位：患者取坐位

↓

吹张方法
1. 捏鼻鼓气：患者两指紧压两侧鼻翼，紧闭口唇，用力向鼻腔做呼气动作
2. 咽鼓管导管吹张法
   ① 1%麻黄素生理盐水收缩鼻腔黏膜
   ② 听诊管两端分别插入检查者与患者外耳道内
   ③ 咽鼓管导管弯端向下沿一侧鼻底缓慢伸入抵达咽后壁，向外旋转 90 度后，略向外退，即进入咽鼓管咽口
   ④ 操作者左手固定导管，右手将耳鼓气球连于导管外端，轻轻挤压耳鼓气球

↓

注意事项
1. 吹张前擤净鼻腔内分泌物
2. 有上呼吸道急性炎症、鼻咽部溃疡、肿瘤及鼻出血者忌吹张
3. 操作要轻巧

↓

再次核对
再次核对姓名、床号、耳别

↓

记录结果
记录吹张结果与有无不良反应

↓

清理工作
1. 协助患者取舒适位置
2. 清理用物，洗手

咽鼓管吹张法操作评分标准

(咽鼓管导管吹张法)

项　目	项目总分	操　作　要　求	评分等级及分值				实际得分
			A	B	C	D	
仪　表	5	工作衣、帽、鞋穿戴整齐 戴好口罩	5	4	3	2～0	
操作前准　备	10	洗手、修剪指甲	5	4	3	2～0	
		根据病情准备用物、放置合理	5	4	3	2～0	

续　表

项　目	项目总分	操　作　要　求	评分等级及分值				实际得分
			A	B	C	D	
操作过程	60	核对患者与耳别	10	8	6	4～0	
		做好解释，取得合作	5	4	3	2～0	
		取合适位置	5	4	3	2～0	
		鼻腔黏膜收缩	5	4	3	2～0	
		导管置入	5	4	3	2～0	
		导管联结	10	8	6	4～0	
		挤压耳鼓气球	5	4	3	2～0	
		结果判断	5	4	3	2～0	
		导管拔出	5	4	3	2～0	
		洗手	5	4	3	2～0	
操作后	5	妥善安置患者 用物处理恰当	5	4	3	2～0	
护患沟通	10	操作过程中能与患者良好沟通，取得合作	10	8	6	4～0	
操作熟练程度	5	动作轻巧、稳重、有条不紊	5	4	3	2～0	
操作质量	5	吹张后患者感觉良好 衣被未被污染	5	4	3	2～0	
总　计	100						
质量控制		1. 耳别错者为不及格 2. 有明显疼痛或出血为不及格					

四、鼻腔滴药法

(一) 训练目的与要求

1. 通过训练后能正确地做鼻腔滴药法。
2. 能熟悉鼻腔滴药在检查与治疗鼻腔、鼻窦、中耳疾病上的作用。

(二) 用物准备

滴用药液、滴管或喷雾器等。

(三) 训练过程

1. 带教老师演示或观看录像。
2. 学生两人一组互扮角色、可重复多次组合。
3. 带教老师巡视、及时纠正不当之处。
4. 集中评价训练过程中存在的问题。

(四) 思考与练习

1. 鼻腔滴药的目的？

2. 鼻腔滴药量每次多少滴为宜?

鼻腔滴药法操作流程图

准备工作
1. 护士:仪表端庄,洗手,戴口罩
2. 物品:备齐用物,放置有序

↓

查对与解释
1. 查对:患者的床号、姓名、药名
2. 解释:向患者解释,取得合作

↓

再次核对
再次核对姓名、床号、药名

↓

滴药方法
1. 仰卧垂头位滴鼻法:嘱患者轻轻擤出鼻内分泌后,仰卧于床上,头向后伸悬于缘,或肩下垫枕,头后仰,前鼻孔向上,然后每侧鼻腔内滴入药液3~5滴,5分钟后可坐起
2. 侧卧位滴鼻法:嘱患者侧卧位,患侧向下,将药液滴入鼻腔内,每次3~5滴,5分钟后可坐起
3. 喷雾法:用鼻镜撑开前鼻孔,将喷雾器头对准患者鼻腔直接喷雾

↓

注意事项
1. 滴管或滴瓶勿触鼻孔
2. 教会患者或家属能在家中自滴

↓

再次核对
再次核对姓名、床号、药名

↓

记录结果
记录滴药结果与有无不良反应

↓

清理工作
1. 协助患者取舒适位置
2. 清理用物,洗手

鼻腔滴药法操作评分标准

项目	项目总分	操作要求	评分等级及分值				实际得分
			A	B	C	D	
仪表	5	工作衣、帽、鞋穿戴整齐 戴好口罩	5	4	3	2~0	
操作前准备	10	洗手、修剪指甲	5	4	3	2~0	
		根据病情准备用物、放置合理	5	4	3	2~0	
操作过程	60	核对患者与左右鼻腔	10	8	6	4~0	
		做好解释,取得合作	5	4	3	2~0	
		取合适位置	10	8	6	4~0	
		拿药水方法	5	4	3	2~0	
		滴药水或喷药水方法	10	8	6	4~0	
		恢复体位	5	4	3	2~0	
		滴药水后处理	5	4	3	2~0	
		教会病人或家属能在家滴药	5	4	3	2~0	
		洗手	5	4	3	2~0	

续　表

项　目	项目总分	操　作　要　求	评分等级及分值				实际得分
			A	B	C	D	
操作后	5	妥善安置患者，整理患者床单 用物处理恰当	5	4	3	2～0	
护患沟通	10	操作过程中能与患者良好沟通，取得合作	10	8	6	4～0	
操作熟练程度	5	动作轻巧、稳重、有条不紊	5	4	3	2～0	
操作质量	5	患者滴药水后感觉舒适 衣被未被污染	5	4	3	2～0	
总　计	100						
质量控制		1. 左右鼻腔滴错者为不及格 2. 药水滴错者为不及格					

五、鼻腔冲洗法

(一) 训练目的与要求

1. 通过训练后能正确地做鼻腔冲洗法。
2. 能熟悉鼻腔冲洗用于治疗萎缩性鼻炎干痂多者或功能性鼻窦内窥镜手术后患者。

(二) 用物准备

灌洗桶、脸盆、橡皮管、橄榄头、500～1000ml 温生理盐水等。

(三) 训练过程

1. 带教老师演示或观看录像。
2. 学生两人一组互扮角色。
3. 带教老师巡视、及时纠正不当之处。
4. 集中评价训练过程中存在的问题。

(四) 思考与练习

1. 鼻腔冲洗的目的？
2. 感冒患者是否可做鼻腔冲洗？

鼻腔冲洗法操作流程图

准备工作
- 1. 护士：仪表端庄，洗手，戴口罩
- 2. 物品：备齐用物，放置有序

↓

查对与解释
- 1. 查对：患者的床号、姓名、药名、左右鼻腔
- 2. 解释：向患者解释，取得合作

↓

核对与体位
- 1. 核对：再次核对姓名、床号药名、左右鼻腔
- 2. 体位：患者取坐位，面向操作者

↓

冲洗方法
1. 灌洗桶悬挂于距病人头顶1m的高度
2. 橄榄头塞入患侧前鼻孔
3. 患者稍低头，张口呼吸，颏下接盆
4. 盐水注入一侧鼻腔并从对侧流出

↓

注意事项
1. 急性炎症时禁止冲洗
2. 灌洗桶不宜悬挂过高
3. 教会患者或家属能在家中自行冲洗

↓

再次核对 再次核对姓名、床号、药名、左右鼻腔

↓

记录结果 记录冲洗结果与有无不良反应

↓

清理工作
1. 协助患者取舒适位置
2. 清理用物，洗手

鼻腔冲洗法操作评分标准

项　目	项目总分	操　作　要　求	评分等级及分值				实际得分
			A	B	C	D	
仪　表	5	工作衣、帽、鞋穿戴整齐 戴好口罩	5	4	3	2～0	
操作前准　备	10	洗手、修剪指甲	5	4	3	2～0	
		根据病情准备用物、放置合理	5	4	3	2～0	
操作过程	60	核对患者与左右鼻腔、药名	10	8	6	4～0	
		做好解释，取得合作	5	4	3	2～0	
		取合适位置	10	8	6	4～0	
		灌洗桶悬挂高度	5	4	3	2～0	
		冲洗方法	10	8	6	4～0	
		恢复体位	5	4	3	2～0	
		冲洗后处理	5	4	3	2～0	
		教会患者或家属在家自行冲洗	5	4	3	2～0	
		洗手	5	4	3	2～0	
操作后	5	妥善安置患者 用物处理恰当	5	4	3	2～0	
护患沟通	10	操作过程中能与患者良好沟通，取得合作	10	8	6	4～0	
操作熟练程度	5	动作轻巧、稳重、有条不紊	5	4	3	2～0	

续　表

项　目	项目总分	操　作　要　求	评分等级及分值				实际得分
			A	B	C	D	
操作质量	5	患者冲洗后感觉舒适 衣服未被污染	5	4	3	2～0	
总　计	100						
质量控制		1. 左右鼻腔冲洗错者为不及格 2. 冲洗药水冲错者为不及格					

六、上颌窦穿刺冲洗法(示教)

(一) 训练目的与要求

1. 通过在患者鼻部示教或观看录像能了解上颌窦穿刺冲洗的过程。
2. 能熟悉上颌窦穿刺冲洗在诊断与治疗上颌窦炎上的作用。
3. 熟悉上颌窦穿刺冲洗的适应证

(二) 用物准备

鼻镜、镊子、棉签、棉花、纱布、上颌窦穿刺针、橡皮管与接头、20～50ml 注射器、弯盆、1%麻黄素液、1%丁卡因液、500ml 生理盐水、抗炎药液等。

(三) 训练过程

观看录像或带教老师在患者身上演示(学生 10 人一组)。

(四) 思考与练习

1. 上颌窦穿刺冲洗的目的?
2. 上颌窦穿刺冲洗可能会出现哪些并发症?

上颌窦穿刺冲洗法操作流程图

准备工作
- 1. 护士:仪表端庄,洗手,戴口罩
- 2. 物品:备齐用物,放置有序

↓

查对与解释
- 1. 查对:患者的床号、姓名、药名、左右鼻腔
- 2. 解释:向患者解释,取得合作

↓

核对与体位
- 1. 核对:再次核对姓名、床号、药名、左右鼻腔
- 2. 体位:患者取坐位,面向操作者

↓

穿刺冲洗
- 1. 1%麻黄素液棉片收缩鼻腔黏膜与1%丁卡因液(棉签)穿刺部位表面麻醉
- 2. 如穿刺右侧上颌窦,左手固定病人头部,右手拇指、食指、中指握住针柄中段并抵住鼻小柱,掌心顶住穿刺针后端,针头朝向鼻中隔一侧,经前鼻孔伸入下鼻道,距下鼻道前端 1～1.5cm 近下鼻甲附着处,向同侧耳上缘方向用力刺入上颌窦内侧壁
- 3. 拔出针芯,先回抽有无空气或脓液,确定针尖在窦腔后,以温生理盐水连续冲洗,直至将脓液洗净为止
- 4. 冲洗结束可注入抗炎药物,拔出穿刺针,棉片压迫止血

↓

注意事项

1. 适用于8岁以上儿童、成人，有高血压病、血液病、急性炎症时禁止冲洗
2. 如冲洗不畅时，不能勉强冲洗，改变进针部位、方向、深度，找出原因再冲洗
3. 穿针部位、方向、深度要准确，以免误刺到邻近器官组织
4. 穿刺过程中随时观察与询问患者情况，若发生昏厥等意外情况立即停止穿刺与冲洗，并把患者去枕平卧，密切观察生命体征，根据病情作出相应处理
5. 穿刺后告知病人在诊室休息片刻，并告知穿刺后3～5天内鼻涕内有少量血液属于正常现象

↓

再次核对　再次核对姓名、床号、药名、左右鼻腔

↓

记录结果　详细记录冲洗过程与结果及有无不良反应

↓

清理工作

1. 协助患者取舒适位置
2. 清理用物，洗手

上颌窦穿刺冲洗法操作评分标准

项　目	项目总分	操　作　要　求	评分等级及分值 A	B	C	D	实际得分
仪　表	5	工作衣、帽、鞋穿戴整齐 戴好口罩	5	4	3	2～0	
操作前准　备	10	洗手、修剪指甲	5	4	3	2～0	
		根据病情准备用物、放置合理	5	4	3	2～0	
操作过程	60	核对患者与左右鼻腔	5	4	3	2～0	
		做好解释，取得合作	5	4	3	2～0	
		取合适位置	5	4	3	2～0	
		鼻腔收缩、麻醉	5	4	3	2～0	
		穿针点、方向、深度	5	4	3	2～0	
		导管连接	5	4	3	2～0	
		冲洗过程					
		冲洗后注入药物	5	4	3	2～0	
		拔针、止血	5	4	3	2～0	
		记录	5	4	3	2～0	
		洗手	5	4	3	2～0	
操作后	5	妥善安置患者 用物处理恰当	5	4	3	2～0	
护患沟通	10	操作过程中能与患者良好沟通，取得合作	10	8	6	4～0	
操作熟练程度	5	动作轻巧、稳重、有条不紊	5	4	3	2～0	

续　表

项　目	项目总分	操　作　要　求	评分等级及分值				实际得分
			A	B	C	D	
操作质量	5	冲洗后感觉无明显不适 衣服未被污染	5	4	3	2～0	
总　计	100						
质量控制		1．左右鼻腔冲洗错者为不及格 2．穿刺针不在窦腔者为不及格					

七、额镜、鼻镜、耳镜、压舌板使用

（一）训练目的与要求

1．通过训练后能正确使用额镜、鼻镜、耳镜、压舌板。

2．熟悉额镜、鼻镜、耳镜、压舌板在耳鼻咽喉科中的用途。

（二）用物准备

额镜、鼻镜、耳镜、压舌板、灯源、镊子等。

（三）训练过程

1．带教老师演示或观看录像。

2．学生两人一组互扮角色、可重复多次组合。

3．带教老师巡视、及时纠正不当之处。

4．集中评价训练过程中存在的问题。

（四）考核

单一考核。

额镜、鼻镜、耳镜、压舌板使用流程图

- **准备工作**
  - 1．护士：仪表端庄，洗手，戴口罩
  - 2．物品：备齐用物，放置有序

↓

- **体位与解释**
  - 1．体位：患者取坐位，面向操作者
  - 2．解释：向患者解释，取得合作

↓

- **光源与额镜**
  - 1．光源：距患者左耳外上方 15～25cm
  - 2．额镜：右眼，眼—镜孔—检查部位三点一线

↓

- **耳部检查**
  - 1．患者侧坐位
  - 2．牵拉耳廓（成人向后上方，幼儿向后下方）
  - 3．观察外耳道、观察鼓膜

↓

- **鼻腔检查**
  - 1．患者正坐位
  - 2．左手持前鼻镜，与鼻腔底平行伸入鼻前庭
  - 3．右手扶持受检者头部，随检查需要变动头位
  - 4．缓缓张开镜页，依次检查鼻腔各部，观察鼻底、下鼻甲、下鼻道、鼻中隔前下部等
  - 5．检查完毕镜页半合拢状态取出鼻镜

口咽部检查
1. 患者正坐位
2. 嘱病人发“啊”音
3. 观察双侧腭舌弓、腭咽弓、咽侧壁及咽后壁
4. 观察两侧腭扁桃体、软腭运动情况

↓

注意事项
1. 如鼓膜不易观察到时置入耳镜
2. 如口咽部观察不清楚时，使用压舌板，轻压舌前 2/3

↓

记录结果
记录检查结果及有无不良反应

↓

清理工作
1. 协助患者取舒适位置
2. 清理用物，洗手

额镜、鼻镜、耳镜、压舌板使用操作评分标准

项　目	习题总分	操　作　要　求	评分等级及分值				实际得分
			A	B	C	D	
仪　表	5	工作衣、帽、鞋穿戴整齐	5	4	3	2～0	
操作前准　备	10	洗手、修剪指甲	5	4	3	2～0	
		根据病情准备用物、放置合理	5	4	3	2～0	
操作过程	60	核对患者	5	4	3	2～0	
		做好解释，取得合作	5	4	3	2～0	
		取合适位置	5	4	3	2～0	
		光源正确	5	4	3	2～0	
		额镜使用	10	8	6	4～0	
		鼻镜使用	10	8	6	4～0	
		耳镜使用	10	8	6	4～0	
		压舌板使用	10	8	6	4～0	
操作后	5	处置用物	5	4	3	2～0	
医患沟通	5	操作过程中能与患者良好沟通，取得合作	5	4	3	2～0	
操作熟练程度	5	动作技巧、稳当、有条不紊	5	4	3	2～0	
操作质量	10	操作过程中患者无不适感觉	10	8	6	4～0	
总 计	100						
备注							

能力训练

一、单项选择题

1. 上颌窦穿刺冲洗点是　（　　）
   A. 距下鼻道前端 1～1.5cm 近下鼻甲附着处
   B. 距中鼻道前端 1～1.5cm 近中鼻甲附着处
   C. 距下鼻道前端 1～1.5cm 近中鼻甲附着处
   D. 距下鼻道前端 2.5cm 近下鼻甲附着处
2. 为窥清外耳道、鼓膜，在检查(成年人)时应牵拉耳廓向　（　　）
   A. 后上方　B. 后下方　C. 前上方　D. 前下方
3. 上颌窦穿刺冲洗术适用于　（　　）
   A. 鼻窦炎　B. 慢性鼻窦炎　C. 慢性上颌窦炎　D. 急性上颌窦炎
4. 除以下哪项外是嗅觉检查中请受检者分辨的常用溶液。　（　　）
   A. 酒精　B. 醋　C. 水　D. 油
5. 除以下哪项外，口咽部检查主要观察以下组织。　（　　）
   A. 腭扁桃体大小　B. 咽黏膜有无充血　C. 咽扁桃体大小　D. 软腭运动情况

二、填充题

1. 使外耳道变直、看清鼓膜在牵拉耳廓时成人向________方，幼儿向________方。
2. 咽鼓管检查法有________、________、________、________。
3. 音叉试验听力检查属于一种______________检查法，正常人林纳试验(RT)即骨气导比较试验：AC __________ BC。
4. 间接鼻咽镜检查时，左手持压舌板将舌______下压，右手以握笔姿势将镜从____侧口角送到软腭与咽后壁之间(镜面朝上)。
5. 间接喉镜下查看声带时，嘱患者发"________"音。
6. 使用时额镜时，额镜应戴在______侧，保持________、________、________三点一线。

三、简答题

1. 如何判断咽鼓管是通畅、阻塞还是狭窄？
2. 简述上颌窦穿刺冲洗的目的。

四、病例讨论

病例：患者，男性，40 岁，农民。主诉：右耳外伤后听力下降两天。检查：右耳廓无异常，外耳道无异常；鼓膜紧张部裂隙状穿孔、边缘有血迹、无脓液。

1. 初步诊断结论是什么？
2. 若行听力检查可能是什么性质的耳聋？
3. 护理措施有哪些？

（许建平、许晨）

参 考 文 献

1. 金华职业技术学院.护理专业教学改革课程标准. 北京:高等教育出版社,2009
2. 张龙禄.五官科护理学. 北京:人民卫生出版社,2001
3. 陈燕燕.眼耳鼻咽喉口腔科护理学(第二版).北京:人民卫生出版社,2005
4. 许建平,陈俊.额肌瓣悬吊术矫正先天性中重度上睑下垂——附48例临床报告.中华现代眼耳鼻喉科杂志,2005,2(11):1011~1012
5. 许建平,许晨.线条隐藏式泪道挂线治疗慢性泪囊炎.浙江临床医学杂志,2007,9(9):1214
6. 郭剑.五官科护理学.上海:同济大学出版社,2007
7. 孙葆忱.低视力学.北京:人民卫生出版社,2004
8. 孙葆忱.临床低视力学(第二版).北京:华夏出版社,1998
9. 许建平,许晨.个性化抬眉切眉术的定点设计与手术方式——附98例临床报告.中国美容医学杂志,2010,19(4):70
10. 刘淑贤.同仁眼科专科护理操作技术规范与评分标准.北京:科学出版社,2009
11. 王斌全.眼耳鼻咽喉口腔科学(第六版).北京:人民卫生出版社,2009
12. 王勤美.屈光手术.北京:人民卫生出版社,2004
13. 章晓幸.护理技能训练与评价.杭州:浙江大学出版社,2006
14. 葛坚.眼科学.北京:人民卫生出版社,2004
15. 金文亮等.常用眼科治疗技术(视频).北京:人民卫生出版社,2000

图书在版编目(CIP)数据

眼耳鼻咽喉护理/许建平主编. 一杭州：浙江大学出版社，2011.2(2018.1重印)
ISBN 978-7-308-08400-0

Ⅰ.①眼… Ⅱ.①许… Ⅲ.①眼科学：护理学②耳鼻咽喉科学：护理学 Ⅳ.①R473

中国版本图书馆CIP数据核字（2011）第017630号

眼耳鼻咽喉护理

许建平　主编

丛书策划　孙秀丽
责任编辑　孙秀丽
文字编辑　何　瑜
封面设计　联合视务
出版发行　浙江大学出版社
　　　　　（杭州市天目山路148号　邮政编码310007）
　　　　　（网址：http://www.zjupress.com）
排　　版　杭州大漠照排印刷有限公司
印　　刷　嘉兴华源印刷厂
开　　本　787mm×1092mm　1/16
印　　张　12.75
字　　数　310千
版 印 次　2011年2月第1版　2018年1月第2次印刷
书　　号　ISBN 978-7-308-08400-0
定　　价　29.00元

浙江大学出版社发行中心联系方式：0571-88925591；http://zjdxcbs.tmall.com